William Bonadio

Julias Mutter

EUROPA
VERLAG

Aus dem Amerikanischen von Christa Hohendahl

William Bonadio

Julias Mutter

Ein Kinderarzt berichtet aus der Notaufnahme

Europa Verlag
Hamburg · Wien

Originalausgabe:
Julia's Mother
St. Martin's Press, New York 2000

Dieses Werk wurde im Auftrag von St. Martin's Press, L. L. C., durch die Literarische Agentur Thomas Schlück GmbH, 30827 Garbsen, vermittelt.

Deutsche Erstausgabe

Umschlaggestaltung: Kathrin Steigerwald, Hamburg
Satz: KompetenzCenter, Düsseldorf
Druck und Bindung: Wiener Verlag, Himberg bei Wien
ISBN 3-203-75800-8

Informationen über unser Programm erhalten Sie beim
Europa Verlag, Neuer Wall 10, 20354 Hamburg
oder unter www.europaverlag.de

Julia

15. Oktober 1998
Notaufnahme
Kinderkrankenhaus

3:00 Uhr morgens

Die Notaufnahme kommt allmählich zur Ruhe, wie ein austrudelnder Golfball. Der letzte Patient wird nach Hause entlassen – zumindest für heute. Noch sechs Stunden Nachtschicht. Doch ab jetzt werden die Lampen abgeblendet, und die Krankenschwestern kochen noch mehr Kaffee und blättern in Zeitschriften, um sich die Zeit zu vertreiben.

Werde ich ein wenig Schlaf bekommen?

Gegen drei Uhr morgens beginne ich immer zu frieren. Es ist das »Nachtdienstfrösteln«. Wir bekommen es alle. Es zerrt an dir und macht es schwierig, eine Nachtschicht durchzustehen. Mit Kaffee kann ich es – künstlich – unterdrücken. Um drei Uhr morgens, wenn in der Notaufnahme noch viel zu tun ist, braucht man den Koffeinschub, um den Körper zu überlisten und weitermachen zu können. Doch später zahlt man den Preis dafür, denn in den nächsten 24 Stunden verspürt man eine leichte Übelkeit. Wenn ich allerdings in einer kurzen Pause wie dieser ein wenig schlafen kann, um meine innere Uhr auf einen neuen Tag einzustellen, verschwindet das Frösteln ganz von selbst.

Geh schlafen.

Ich verlasse die Notaufnahme und gehe nach nebenan in den Ruheraum des Bereitschaftsarztes. Durch eine Außentür, an die sich ein kurzer Gang anschließt, dann durch eine Innentür. Im Raum ist es kalt, und es herrscht eine geheimnisvolle Stille, kein Anzeichen von Belüftung. Man braucht nicht viel, um einen Bereitschaftsraum auszustatten – nur ein Telefon, ein Kissen und eine Wolldecke auf einer Liege mit Plastikbezug.

Wenn man während einer Nachtschicht in einem dunklen, ruhigen Raum die Augen schließt, merkt man erst, wie müde man ist. Es dauert nicht lange, bis die Müdigkeit einen davonträgt und man sich treiben lässt. Alles ist zunächst ganz klein und wird plötzlich groß. Ich lasse mich darauf ein, bin jedoch noch nicht vollkommen eingeschlafen. Dann beginnen die Grenzen des Ichs zu verschwimmen und zu verblassen, wie Rauch, der aus der Asche einer ausgedrückten Zigarette aufsteigt …

Und dann war ich an der Reihe. Es war noch früh am Morgen, als die Krankenschwester hereinkam, um mich zu holen – ich dachte, es wäre noch Nacht, da die Straße durch mein Krankenhausfenster so dunkel und ruhig wirkte. Ich sah ihren Schatten über mir, als sie den Vorhang bis zum Kopfende zurückschob und das Seitengitter nach unten klappte. Sie flüsterte: Wir müssen los, heute kommen deine Mandeln raus. Gehorsam richtete ich mich auf, zog den Gürtel meines Schlafanzugs fest zusammen und schlüpfte in meinen Morgenrock und meine Wollpantoffeln. Dass ich hungrig oder müde sein könnte, kam mir gar nicht erst in den Sinn. Danach tauchten zwei Schwestern auf, nahmen mich an die Hand und führten mich über einen Flur zu einem Aufzug. Eine der Schwestern sagte: Drück auf den Knopf mit der Vier. Wir fuhren nach oben. Die Türen öffneten sich. Hier war es ruhig – ruhig und dunkler; die Luft roch antiseptisch. Die Böden waren kalt und hart, gefleckt wie Marmor. Rasch gingen wir einen weiteren Flur entlang. Sie hielten mich fest an den Händen, während wir durch eine Pendeltür einen Raum betraten, in dem überall große Leute mit Gesichtsmasken, Kappen und weißen Kitteln herumstanden. Ich geriet in Panik, als ich keine Gesichter sehen konnte, und trat wild um mich, um zu entkommen. Doch sie packten mich, hoben mich in die Luft und legten mich auf einen hohen Tisch. Die große silberne Schüssel über meinem Kopf blendete mich mit ihrem hellen Licht. Überall waren Hände, die meine Arme, Beine und meinen Kopf gewaltsam festhielten. Dann senkte sich ein schwarzer Kegel auf mein Gesicht, hart und eng anliegend, und ich konnte durch das scharfe zischende Gas nicht atmen – ich erstickte und kämpfte bis zum Äußersten, um mich zu befreien. Ein Mann, der sich von hinten über meinen Kopf beugte, sagte zu mir: Keine Sorge, zähle einfach bis zehn. In meinen Ohren ertönte ein Klingeln, wie eine Glocke unter Wasser. Ich kämpfte weiter, weil ich sicher war, dass ich allein in die Ferne reisen und niemals zurückkehren würde. Alles verschwamm, meine Kräfte verließen mich, und ich gab auf. Ich gab auf. Das Letzte, woran ich mich erinnere, ist, wie leicht es war, sich gehen zu lassen – wie friedlich es sich anfühlte zu sterben …

Ein Klingeln … in meinen Ohren … wie eine Glocke …

»Wir brauchen Sie hier draußen – *sofort.*«

Die Stimme am anderen Ende ist … sehr nachdrücklich. Ich kann sie nicht ignorieren. Aber ich weiß weder genau, wo ich mich befinde, noch, wie ich hierher kam …

»Was ist los?«, frage ich.

»Verkehrsunfall. Ein Kind wurde von einem Auto angefahren.«

Mit einem Ruck bin ich bei vollem Bewusstsein. Doch obwohl meine Augen weit geöffnet sind, ist immer noch alles tiefschwarz um mich herum. Ich kann die Hand nicht vor den Augen sehen …

»Sind sie schon hier?«

»Nein, noch nicht – in drei Minuten«, sagt die Stimme.

»Wie schlimm ist es?«

»Sieht ernst aus – die Sanitäter hörten sich über Funk ziemlich besorgt an. Wir haben nur einen Teil ihres Berichts empfangen.«

»Wie spät ist es?«

»Kurz nach sieben. Wir müssen alles vorbereiten, und zwar sofort.«

Sofort … Wie ein Pistolenschuss hallt das Wort in meinem Gehirn wider, als ich den Hörer tastend auf die Gabel zurücklege. Ich verharre einen Moment in der bewegungslosen Dunkelheit. *Kurz nach sieben.* Es dauert immer eine Weile, bis ich akzeptiere, dass ich wirklich aufstehen muss, *es ist meine Schicht, ich habe Dienst* – dann aktiviere ich alle erforderlichen Reflexe, um der Versuchung zu widerstehen, weiterzudösen.

Mein Nacken und mein Rücken sind steif, als hätte ich längere Zeit auf dem Boden gelegen. Ich muss meinen dreiundvierzig Jahre alten Körper bezwingen, schnell, aber in kleinen Schritten: hinsetzen – Schuhe anziehen – aufstehen, strecken, stabilisieren – vorwärts schlurfen – nach dem Türgriff tasten – die Innentür öffnen. Wieder betrete ich den dunklen Gang. Der Boden wird von einem weißen Lichtstrahl beleuchtet, der unter der Außentür hereinscheint. Weil ich die schmerzvolle Attacke auf meine noch an die Dunkelheit gewöhnten Augen vorausahne, öffne ich die Tür nur zögernd – und schon schlägt meinem Bewusstsein ein helles, gleißendes Licht entgegen …

Eigentlich suche ich nur eins – und ich finde es auch, zunächst allerdings nur am Rande meiner Wahrnehmung: das Bild der hektischen Schritte der anderen, die Ankündigung einer Krise, die unmittelbar bevorsteht – sofort – von irgendwoher.

7:11 Uhr

»Sie sind da!«

Das Team eilt zu seinen Positionen im grell beleuchteten Reanimationsraum. Krankenschwestern, ein Atmungstherapeut, diverse Assistenten und ein Pharmazeut stürmen an ihre Plätze, um alles vorzubereiten – Arbeitslampen werden eingestellt, Apparate surren beim Kalibrieren, der Herzmonitor flimmert, Infusionspumpen, Schläuche und Flüssigkeiten werden bereitgelegt.

Am Ende des Ganges öffnen sich die Glasschiebetüren.

»Sieht schlecht aus – sie rennen!«, ruft jemand.

Ich weiß, was das bedeutet. Die Körpersprache der Sanitäter lässt früh Rückschlüsse auf den Zustand eines verletzten Kindes zu. Schon von weitem kann ich erkennen, dass diese Mannschaft ihre Fuhre wie in Panik geratene Sargträger auf uns zu schiebt. Die Sanitäter laufen seitwärts, sie beugen sich angestrengt über ihre Last und blicken nach unten anstatt nach vorn. Ich kann das schlurfende Geräusch ihrer schnellen Schritte hören. *Das sieht nicht gut aus.* Jetzt rennen sie an dem leeren Warteraum vorbei – wie bei einem Sprint. Aus dieser Entfernung kann ich noch nichts sagen. Die über der Trage hängenden Flüssigkeitsbeutel und Verbindungsschläuche rappeln im Gleichklang, wie die Takelage an einem Schiffsmast bei hohem Seegang.

»Sollen wir einen Chirurgen rufen?«, fragt jemand.

»Jetzt noch nicht. Lasst uns erst einmal warten und sehen, was wir hier haben.« Die Erfahrung lehrt einen, dass zu viele Hände genauso ineffektiv sein können wie zu wenige. Es ist genug Zeit, Hilfe anzufordern, wenn sie nötig ist …

Noch eine letzte Kontrolle – alle Geräte sind aufgebaut, jeder ist bereit. Noch einen Moment … Wir warten darauf, zu übernehmen. Der Reanimationsraum ist von Spannung erfüllt. Ich fühle mich anders als sonst. Das rhythmische Piepen der Monitore auf der Trage, die auf uns zu rollt, wird lauter. Jetzt haben sie uns fast erreicht … dann ergreifen wir den Staffelstab und laufen um unser Leben.

»Alle fertig?«

Prüfend blicke ich in die Gesichter um mich herum. Ich bekomme keine Antwort auf meine rhetorische Frage, da niemand wirklich weiß, was ihn erwartet. Jeder von uns hat schon einmal eine Wiederbelebung mitgemacht, und doch ist es immer wieder anders. Jeder spürt einen Druck auf der Brust, und die meisten Hände zittern. Alles, was man tun kann, wenn sich eine solche Realität vom Gang her nähert, ist, bereit zu sein und die Sache zu übernehmen.

Die Sanitäter eilen mit dem Kopf voran durch den Eingang. Auf der Trage liegt ein kleines Mädchen, es trägt die Überreste eines weißen Kleides. Wir alle bemühen uns, etwas zu sehen, wie Hochzeitsgäste beim Einmarsch des Brautpaars. Ihre Kleidung ist voller Blut. Sie hat nur einen Schuh an, der andere Fuß ist nackt. Ich sehe ihre linke Hand, die mit der Handfläche nach oben neben ihr liegt – die rechte ist mit rot gefleckten Mullbinden umwickelt. Natürlich habe ich so zarte Hände und Füße schon viele, viele Male vorher berührt. Aber diese hier sind anders – denn in ihren Gliedmaßen steckt keine Kraft, und alles ist voll mit feuchtem und getrocknetem Blut.

Hektisch steuern die Sanitäter die Trage mit dem leblosen Körper an die Längsseite des Reanimationstisches im Notaufnahmeraum. Sie docken an.

Tut etwas.

»Los, legt sie rüber!«

Vier Handpaare strecken sich hastig nach vorn und packen eine Seite der Unterlage.

»Eins, zwei, drei – und hoch!«

Jetzt sind wir für sie zuständig.

Tut etwas.

»Schließt sie an!«

Wieder eilen Hände herbei, entwirren die Schläuche, Beutel und Kabel, trennen das Mädchen von den Transportvorrichtungen und schließen es an unser Lebenserhaltungssystem an.

Tut etwas.

Tut etwas – los.

Mein erster Eindruck ihres Zustands ist der wichtigste Ansatzpunkt: *Kämpft sie innerlich? Wird sich die Lebenskraft des Geburtsschreis erneut zeigen?* Doch bis jetzt ist keine Bewegung zu erkennen, keine einzige.

Trotz der Aufregung ist die Übergabe planmäßig verlaufen. Jeder macht sich an seine Arbeit, zusammen mit den anderen. Am liebsten würde ich selbst mit anpacken – die gesamte Kontrolle übernehmen, indem ich alles allein mache. Doch das Ganze ist am effektivsten, wenn der Leiter des Reanimationsteams mit etwas Abstand am Fußende des Tisches steht – wenn er das entstehende Gesamtbild analysiert, Anweisungen erteilt und delegiert.

Mit einer großen Schere entfernt eine Schwester hektisch die Kleidung des Mädchens – Kleid, Strumpfhose, T-Shirt und Unterwäsche fallen durchnässt auf den Boden. Die Haut darunter ist weiß, offenbar ist die ganze Farbe herausgeblutet. Es ist keine Frage, dass wir weitere Hilfe benötigen – wir lassen sie ausrufen: Chirurg, Orthopäde, Anästhesist, Radiologe, Intensivmediziner – *alle in die Notaufnahme*!

Die Sanitäter stehen hilflos an der Wand und beobachten alles. Einer erzählt mit bebender Stimme: »Sechs Jahre altes Mädchen – von einem Fahrzeug erfasst – als sie auf dem Schulweg die Straße überquerte –«

Er hat Mühe zu atmen, während er spricht. Ich kann nur mit einem Ohr zuhören, achte auf jeden kleinen Hinweis, der uns helfen könnte, und filtere seine Angst aus der Stimme, während wir weitermachen.

»Sie war bewusstlos, als wir kamen, reagierte auch während der Fahrt nicht – flache Atmung – schwacher Puls und niedriger Blutdruck. Pupillen starr und erweitert. Große Wunde am Kopf, Blut aus Ohren und Nase, aufgeblähter Unterleib. Schwere Verletzung an der rechten Hand …«

Genug davon. Ich sehe alles vor mir. Um zu übernehmen, habe ich genug gehört. Wir müssen weitermachen.

»Die Mutter wurde von der Polizei benachrichtigt und wird bald hier sein.«

Das sitzt tief. Und vor mir liegt ihr Juwel.

Tut etwas.

Das Team braucht klare, energische Anweisungen. Wir müssen Messungen vornehmen, Prioritäten festlegen, die Behandlung durchführen. Es gibt viel zu tun. Ich sehe auf die Uhr und merke mir die Startzeit …

7:14 Uhr

»Wie sind die Symptome?«

Ich stoße diese erste Frage so entschieden wie möglich hervor, um die Kräfte um mich herum zu bündeln. Aber auch, um meine eigenen Befürchtungen zu verbergen: dass es vielleicht schon eine Antwort auf die Frage gibt, die sich hier bestimmt schon jeder gestellt hat.

Zahlen sind der einzige Trost. Sie sterilisieren einen medizinischen Notfall, erlauben es, objektiv und nüchtern über ihn zu sprechen. Mit dem Wort »Schock« kann ich effektiver umgehen als mit »Schock dieses kleinen Mädchens«. Wenn wir nichts für das Mädchen empfinden, wenn wir das Problem behandeln und nicht den Menschen, der unter unseren Händen liegt, können wir am meisten für ihn tun.

Ihre Überlebenschancen hängen allein von der Arithmetik ab, also beginne ich schnell mit den Messungen – Herzschlag, Atemgeschwindigkeit, Blutdruck. In Gedanken hake ich alles mechanisch ab: Selbsttätige Bewegungen – *nein*; Atemtätigkeit – *nein*; fühlbarer Puls – *nein*; Herzschlag – *nein*. Ich habe so negative Werte schon erlebt – es sieht schlecht aus. Aber es gibt eine Chance – wenn wir irgendwie eine Möglichkeit finden können, ihre erschlaffte Lebenskraft zu mobilisieren, würde uns dies helfen, sie zurückzuholen. Wir haben es schon einmal geschafft, in diesem Raum. Wir müssen jetzt alles für sie tun – uns auf Wissenschaft, Technik und die medizinischen Vorgehensweisen verlassen –, und dann steckt es entweder in ihr oder nicht.

Durch einen Beatmungsschlauch, der in die Luftröhre eingeführt wurde, pumpt jemand am Kopfende des Tisches Sauerstoff in ihre zerstörte Lunge.

»Führen wir Sauerstoff zu?«, frage ich.

»Gleichmäßig in beide Lungenflügel.«

Auf der rechten Seite drückt ein anderer immer wieder mit den Händen auf ihren Brustkorb, um die Blutzirkulation anzuregen.

»Haben wir einen Puls während der Herzmassage?«, frage ich.

»Minimal – der Puls im Oberschenkel ist kaum zu spüren.«

Andere Kollegen sind damit beschäftigt, eine Infusion anzuschließen.

»Wie viele Infusionen sind schon durch?«, frage ich.

»Zwei. Zwei jetzt. Wir arbeiten gerade an einer dritten. Welche Flüssigkeiten sollen es sein?«

Das Mädchen hat eine Menge Blut verloren. Obwohl ihr Blutkreislauf nicht mehr arbeitet, blutet sie immer noch aus Mund, Nase und Ohren. Wir haben keine Zeit, die Blutgruppe zu bestimmen und eine Kreuzprobe zu machen. Sie braucht rote Blutkörperchen, 0-Negativ – sofort.

Ich verlange eine »Runde« intravenöse Flüssigkeit mit Medikamenten sowie eine Transfusion in angemessener Dosierung und Reihenfolge, um ihren leeren Blutkreislauf zu füllen und wieder in Bewegung zu bringen. Der Pharmazeut misst rasch alles ab, zieht es in Spritzen auf, übergibt sie der Oberschwester; alle werden mit zitternden Händen durch den intravenösen Zugang gedrückt. Noch mehr Sauerstoffzufuhr und Herzmassagen. Gleich werden wir mit der Unterstützung aufhören, um die Wirkung zu beurteilen. Entweder steckt es in ihr oder nicht.

»Reanimation stoppen …«

Wir unterbrechen – für einen Moment wird alles abgestellt – und starren auf die Monitore: Kein Signal auf dem Bildschirm, kein Piepgeräusch; und sie bewegt sich immer noch nicht.

»Reanimation fortsetzen.«

Wir beginnen erneut – Sauerstoffzufuhr, Herzmassagen; nach ein paar Minuten ordne ich eine neue »Runde« an.

»Reanimation stoppen.«

Keine einzige Reaktion.

Wir fangen wieder an und wiederholen das Ganze – diesmal ordne ich die zehnfache Dosis Adrenalin an; wir gehen bis zum Äußersten, um ihr verstummtes Herz zu erreichen und es wachzurütteln, damit es wieder schlägt. Schnell wird das Adrenalin durch den intravenösen Zugang gejagt. Nach einigen Minuten unterbrechen wir, warten erneut die Wirkung ab. Nichts passiert, wir haben nichts erreicht. Also beginnen wir von vorn.

Während sich starke Arme in die Ruder legen, immer wieder eintauchen und durchziehen, treibt ein leiser schwarzer Dunst oben am Himmel. Und die Mutter dieses kleinen Mädchens wird bald hier sein.

Nach drei kompletten »Runden« wird es Zeit. Zeit für mich, ans Kopfende zu gehen. Nur sie und ich verhandeln jetzt. Ich ziehe die Augenlider des Mädchens nach oben; kein Glanz, die Augen sind steinern und leer – roh wie ungeschliffene Edelsteine. Als ich den Kopf hin- und herdrehe, bewegen sich die Augen wie bei einer Puppe, vollkommen gleichmäßig. Ich richte einen Lichtstrahl auf die Hornhaut – ihre Pupillen sind stark erweitert und verändern ihre Größe nicht, sie gleichen einem Abgrund, als wäre die ihnen innewohnende Seele bereits erlöst. Aus den Haaren des Mädchens steigt ein Duft hoch … unter der Schicht aus geronnenem Blut knackt ihr Schädelknochen wie eine zerbrechende Eierschale.

Das Gespenst des Todes ist hier. Mit leisen Schritten schleicht es durch das hohe Gras heran, überzeugt von seiner Geschwindigkeit und Kraft. Doch wir werden im gleichen Intervall fortfahren – werden es mit allem, was wir wissen und besitzen, weiter versuchen: äußeren Druck anwenden und Vollblutkonserven, künstliche chemische Stoffe und abgefüllte Gase einflößen, um zu versuchen, das Gespenst zurückzustoßen, und sei es nur, um die Urteilsverkündung hinauszuzögern …

8:27 Uhr

Seit über einer Stunde versuchen wir jetzt mit allen Kräften, dieses kleine Mädchen zurückzuholen. Die ersten Laborberichte sind gerade eingetroffen; ein entscheidender Bluttest bestätigt es – ihr System war viel zu lange heruntergefahren. Nach sechs kompletten »Runden« gibt es keinerlei Anzeichen von Atembemühungen oder Herzschlägen. Ihr Blutdruck ist auf null abgesackt. Das Elektrokardiogramm zeigt eine kalte, dunkle, horizontale Linie.

Jeder für sich – alle schweigend – haben wir uns damit abgefunden, dass hier keine Wiederbelebung stattfinden wird.

Aber wann sollen wir aufhören und sie loslassen? Wie lange sollen wir weitermachen? Könnte vielleicht ein Wunder geschehen, wenn wir weitermachen? Kann Gottes Güte ihren Fehler korrigieren und dafür sorgen, dass dieses junge Herz einen warmen roten Lebensstrom herauspumpt?

Mein gesamtes Wissen und meine Erfahrung sagen *nein*. Doch wir sind ihre einzigen Fürsprecher. Wie aufgereiht stehen alle da und warten darauf, dass ich etwas sage.

»*Wir sollten aufhören.*«

Und damit ist das formelle Todesurteil gefallen. Rechtlich betrachtet ist es der Zeitpunkt, an dem der verantwortliche Arzt jeden weiteren Versuch einer physiologischen Wiederbelebung für aussichtslos hält. Metaphysisch betrachtet ist es ein Punkt in einem Kontinuum, und wir sind nur die Pförtner.

Jeder von uns starrt ein letztes Mal tief in den schwarzen Bildschirm hinein, als ob er uns sagen könnte, warum. Für einen Moment verschwimmt der Raum und wird winzig klein. Wir glauben nicht mehr an die Sicherheit von Technik und Wissenschaft. Chirurg, Orthopäde, Anästhesist, Radiologe, Intensivmediziner, *Priester*. Die einzelnen Teile dieses Falles, die wir sachlich auseinander gehalten und getrennt behandelt haben, verschmelzen nun wieder zu einem Ganzen.

Das Flimmern des Monitors verlöscht. Apparate werden ausgeschaltet, von dem Mädchen entfernt und zurück in die Ecke gerollt. Jedes Mal wenn wir an diesem Punkt angelangt sind, scheint keiner den anderen anzusehen. *Liegt da eine Glasscherbe auf dem Boden*? Man denkt an nahe stehende Menschen, die hier liegen könnten – ein Nachbarskind, eine Nichte oder die eigene Tochter …

Danach zerstreut sich das Team, und jeder verarbeitet die Erfahrung auf seine Weise. Einige müssen jetzt gehen. Ich weiß, dass manche von ihnen kurz zu Hause anrufen, um zu hören, ob alles in Ordnung ist. Diejenigen, die bleiben, beginnen den Raum zu säubern und ihn wieder herzurichten, oder sie erledigen Schreibarbeiten – irgendwelche Tätigkeiten, die sinnvoll sein könnten. Behutsam entfernen mehrere Schwestern die Blutflecken von dem immer noch hübschen Gesicht des daliegenden Mädchens, säubern Ohren, Mund, den dünnen Hals und das matte Haar mit Handtüchern und einer Schale warmem Wasser. Dann umwickeln sie ihre Wunden vorsichtig mit frischen Mullbinden. Das Wasser in der Schale nimmt eine rostige Farbe an. Sie gießen es in den Abfluss. Schmutzige Handtücher liegen im Wäschekorb. Ein Assistent sammelt die nassen, zerrissenen Kleidungsstücke auf und packt sie in eine beschriftete Plastiktüte. Ein stämmiger Polizist geht unruhig im Raum auf und ab und macht schweigend Notizen.

Ich will die Verletzungen genauer untersuchen. *Was war es, das sie überfahren hat?* Ich muss es wissen, vielleicht hilft es beim nächsten Mal. Es hat sie schlimm erwischt. Blutleer und kalt ist ihre Haut. Augenlider und Lippen sind violett. Der Unterleib ist von einem schweren inneren Bluterguss angeschwollen. Ihre zarte, weiche Hand ist in der Mitte der Handfläche durchgetrennt – beinahe völlig abgelöst. Auf jeder Seite der Trennlinie sind die halbierten Enden von Fingerknochen und frische Reste von scharlachrotem Knochenmark zu sehen. Hand- und Augenverletzungen machen mir immer am meisten zu schaffen. Ihr schlaffer Körper hat seinen Glanz verloren.

Der Mutter zuliebe müssen wir die sichtbaren Verletzungen mit Mullbinden umwickeln, bevor sie den Körper sieht. Offenbar ist sie gerade angekommen und wartet im Ruheraum am Ende des Ganges.

»Sollten wir nicht mit ihr sprechen?«, schlägt jemand vor.

»Wir« heißt *ich*. Was werde ich sagen? Wie kann ich diese Nachricht überbringen? Wie zum richtigen Zeitpunkt das Notwendige enthüllen? Die Worte, ihre Wahl – wird mir etwas einfallen?

Ein letzter Blick zurück – das reglose Mädchen wirkt wie eine Nachtigall, die auf ihren Flügeln schläft. Sie war erst sechs Jahre alt, als ihre Haare zuletzt geflochten wurden, als sie ihre Zähne wieder verlor. Als ich die eine Aufgabe hinter mir lasse, um die nächste in Angriff zu nehmen, fällt mir auf, dass ich den Namen des Mädchens nicht kenne. Wie jämmerlich, dass wir bei einer Gelegenheit, die für alle Beteiligten so einschneidend ist, mit Fremden zusammenstoßen, die anonym bleiben. Sie wird nie erfahren, wie hart ich um sie gekämpft habe, von meinem Namen ganz abgesehen. Ich schneide das Identifizierungsband an ihrem Handgelenk ab – sie heißt Julia; mehr Informationen brauche ich nicht, um die nächste

Aufgabe zu erfüllen, die darin besteht, ihren Namen hinüberzutragen, ihn zum Ende des Ganges zu befördern und ihre Mutter zu benachrichtigen.

Was sage ich dieser Mutter? Es ist immer die Pflicht des leitenden Arztes, diese vernichtenden Nachrichten zu überbringen. Dabei bin ich kein bisschen besser dafür geeignet als jeder andere. In diesem Beruf gibt es keine schwierigere Aufgabe, als nach einer gescheiterten Wiederbelebung ein Elternteil über den Tod seines Kindes zu informieren. Es ist eine furchtbare Sache; auch die Eltern leben danach nicht mehr. Nie gibt es eine angemessene oder geschickte Art und Weise, es mitzuteilen – bei jedem Fall muss man vorsichtig vorgehen und hoffen, dass man ihnen etwas von dem geben kann, was sie brauchen.

Aber was sage ich der Mutter? Ich muss mich selbst erinnern: *Nicht nachdenken, einfach reagieren.* Denn die Eltern steuern die Begegnung. Und deshalb kann man sich nicht darauf vorbereiten, das »Richtige« zu sagen oder zu tun.

Los. Ich verlasse die Notaufnahme und gehe Richtung Ruheraum, einen langen Gang entlang – er kommt mir wie ein lang gestreckter, verzerrter Raum vor, als blickte man verkehrt herum durch ein Fernrohr. Eine Ecke noch, da ist er. Die Tür ist geschlossen. Werden mir Worte einfallen? Werden die Familie oder ein Geistlicher zur Unterstützung da sein? *Nicht nachdenken, einfach reagieren.* Ich kenne dieses Gefühl bereits – man fühlt sich wie ein nervöser Störenfried, wenn man den Raum betritt, und wie ein Betrüger, wenn man fertig ist und wieder geht, denn es gibt nichts Dramatischeres als eine Mutter, die ihr besiegtes Kind verteidigt.

Ich klopfe, ohne das harte Holz an meinen Knöcheln zu spüren. Vorsichtig öffne ich die Tür – Julias Mutter ist allein, sie lehnt in einer Ecke mit dem Rücken an der Wand und hat die Arme fest vor dem Körper verschränkt. Ihr Gesicht ist gerötet, sie sieht mich intensiv an, wirkt verwundbar, flehend und herausfordernd zugleich. *Geh auf sie zu.* Wir sind beide allein. Unsere Augen treffen sich – sie sieht in mich hinein –, die unbarmherzige kurze Pause, in der wir beide schweigen, sagt alles …

»Bitte sagen Sie mir nicht, dass mein Liebling tot ist«, fleht sie. Die heisere Stimme scheint nicht zu ihrem Körper zu gehören. Dann wartet sie, um zu hören, ob ihr Name genannt wird.

»Es tut mir Leid. Sie hat es nicht geschafft.«

Das ist alles, was ich herausbringe – mehr habe ich nicht, es gibt nichts, was ich ihr noch geben kann. Wie ein tauber Mann, der eine Arie singt. Doch die Worte brechen mit der erschütternden Unvermeidlichkeit von Hammerschlägen auf sie ein. Mehr hätte sie sowieso nicht mehr gehört. In diesem unerträglichen Augenblick ist die Zeit endlos – und ihr Gesicht durchläuft alle Altersstufen. Abrupt dreht sie sich von Licht und Wärme weg, wirft die bereits kraftlosen Arme über den Kopf und sackt laut schluchzend zu Boden. Ich habe nie etwas Traurigeres gehört als das Heulen eines majestätischen Baumes, der von einem Sturzbach erfasst wurde und die Kräfte beklagt, die seine gerade erst ausgetriebenen Blätter packten und ins Verderben rissen …

9:00 Uhr

Die Nachtschicht ist vorbei. Ich ziehe den Gürtel an meinem Kittel fest. Ich kann jetzt noch nicht gehen, habe das Gefühl, dass irgendetwas unbeendet ist, noch erledigt werden muss. Ich möchte bleiben, allein; irgendwo in der Nähe, aber nicht hier.

Bevor ich draußen bin, fällt mir ein Ratschlag ein, den unser Medizin-Jahrgang vor langer Zeit von einem Dozenten, einem pensionierten Herzchirurgen namens Dr. Fogarty, erhielt: »*Nehmen Sie sich nach einem tragischen Fall stets genug Zeit. Versuchen Sie, irgendeinen Sinn darin zu finden. Lassen Sie ihn nicht einfach vorübergehen, sonst wird sich das später auf Ihre Arbeit auswirken. Die tragischen Fälle sind ein wichtiger Teil Ihrer Reise …*«

Der medizinische Geruch lässt nach, als ich aus dem Krankenhaus komme. Die Sonne scheint. Ich gehe über den gesprengten Rasen der Krankenhausvorderseite einen kurzen Weg entlang zu den Bänken am Flussufer. Über meinem Kopf gleiten Möwen mit ihren geschmeidigen Flügeln leise auf einer Windbö dahin.

Ich spüre, dass hier schon andere nach der gleichen Sache suchten. Auch ich kenne diesen Ort bereits; wenn man ihn wieder verlässt, fühlt man sich etwas älter.

Was macht man nach einer gescheiterten Wiederbelebung, wenn ein Kind während der eigenen Schicht stirbt, so wie heute Morgen? Man möchte weg, aber man kann nicht. Man möchte schreien – aber man tut es nicht. Jeder andere kann weinen, nur man selbst nicht. Stattdessen ist das Innenleben wie betäubt, damit man weiterarbeiten kann. Ärzte lernen mit der Zeit, an ihren Gefühlen zu zweifeln und sie während eines kritischen Falls zu ignorieren, weil sie stören und die Arbeit behindern können. Man verleugnet sie – auch viel später noch –, denn es wird immer andere geben, die sich darauf verlassen, dass man für sie eintritt.

Die Toten vergisst man nie. Man läuft noch lange wie betäubt herum und fragt sich, warum man nichts für sie empfindet, wo die Anteilnahme bleibt. Dann sieht man eines Tages eine Wolke vorbeiziehen oder hört den Wind in den Bäumen, Birken im September – und die Augen können plötzlich nicht mehr klar sehen …

Ich sah den Weg entlang.
Ein Gruppe von Schulkindern ging vorbei, paarweise hintereinander, sie hielten sich wie Verliebte an den Händen. Ich freute mich sehr, als ich sie sah – bewunderte ihre strahlende Schönheit, die aufbrausende Energie, die gesamte kraftvolle Ausstrahlung – und war insgeheim voller Verzweiflung, diese Unschuldigen marschierten in eine unsichere Zukunft …

Wenn man in der Notaufnahme arbeitet, wird man ein Vertrauter des Todes. Ich habe gespürt, wie er vorbeifegte und im Raum verweilte. Habe ihn mit meinen eigenen Händen berührt und zurückgestoßen. Gehört, wie er sich den Schmutz von den roten Wangen leckte. Es ekelt mich an, wenn er seinen vulgären Appetit gestillt hat und sich gesättigt davonmacht.

Ich glaube also, dass ich ein wenig darüber weiß, was es

bedeutet zu sterben. Denn ich war viele Male zusammen mit dem Täter in einem Raum. Ich weiß, dass die Kinder niemals allein sterben – sie nehmen etwas mit, etwas Wichtiges von ihren Eltern. Die Rüstung der Unendlichkeit wird abgelegt; man kann es hinterher in den Augen der Eltern sehen – sie schweifen umher, sind leer, für immer verletzlich.

Heute Morgen sah ich es wieder, bei Julias Mutter. Nur eine Sache kann einen so tiefen Kummer verursachen. Das Leben verändert sich, wenn dir etwas, das du so überzeugt dein Eigen nanntest, weggenommen wird und nicht mehr da ist; man merkt, dass es nie mehr so sein kann wie vorher. Auf der Sonne ist ein kalter Fleck, über einem immer ein Schatten. Man muss neu anfangen, aber mit weniger; und man kann nie mehr darauf vertrauen, dass einem etwas für immer bleibt. Die Vorstellung vom Glück ist zerstört, für immer – wie bei dem Krebskranken, dem der Chirurg nach der Operation sagt, dass sie nicht den ganzen Krebs entfernen konnten …

Ich sah den Weg entlang.
Straßenarbeiter verlegten neue Rohre unter der Straße. Alte Männer mit gelblichen Fingerkuppen standen außerhalb der Absperrung und sahen zu, erinnerten sich daran, dass sie früher kräftiger waren. Ihre Frauen gehen mit geschwollenen Knöcheln in die Kirche. Bald wird ein Mittagsschlaf dazu führen, dass sie in Vergessenheit geraten …

Ich frage mich, ob Julias Mutter den Tod ihrer Tochter jemals verkraften wird und ob sie ihr Leben irgendwie fortführen kann. Und wie das gehen soll. Wenn alle Wassermassen der Meere, Licht und Wärme von allen darin gespiegelten Sonnen nicht ausreichen, um die Uhr zurückzudrehen? Eine hungrige Taube wird selbst auf die Illusion eines Brotspenders zufliegen … doch wo soll sie hingehen, was kann sie mit ihrem Leben anfangen nach dem Verlust von heute Morgen?

Es wird Zeit, nach Hause zu fahren. Mein Kittel ist schweißnass. Es bringt nichts, sich umzuziehen oder das Gesicht zu waschen. Fahr einfach nach Hause. Ich bin nicht hungrig oder müde und spüre meine Beine nicht, die zum Auto gehen. Mein Denken und mein Fühlen sind abgeschaltet – laufen nicht synchron, sondern verzögert.

Ich fahre vom Parkplatz des Krankenhauses herunter, auf die Straße, die durch den Klinikkomplex führt. Bäume, Himmel, Wolken. Genau wie gestern. Der Campus der medizinischen Fakultät. Das da vorne müssen Medizinstudenten sein, die draußen sitzen – manche lesen in ihren Büchern, einige essen, andere sind auf dem Weg zu Veranstaltungen. Unmittelbar nach dem Tod eines Kindes ist es immer vollkommen absurd, die Notaufnahme zu verlassen und zu beobachten, wie fremde Leute absolut unbeteiligt ihren normalen Tätigkeiten nachgehen und ihr Leben leben. *Wissen sie denn nicht, was gerade passiert ist?* Wahrscheinlich saß ich vor Jahren genauso da – las in meinen Büchern und merkte nicht, dass ein anderer »abgeschalteter« Arzt vorbeifuhr.

Nach einer Schicht wie dieser verlässt man die Arbeit und schießt nach draußen wie eine gezündete Kanonenkugel. Man versucht abzuschätzen, wie stark es einen mitnimmt – als würde man die Blätter einer Artischocke abschälen. Und beginnt sich zu fragen, wo das Leben hinsteuert. Manchmal ist klar, dass eine höhere Macht die Fäden in der Hand hat; besonders nachdem man mit ihr gerungen hat, und die ganze Anstrengung umsonst war. Und allmählich wandern die Gedanken in eine gefährliche Richtung, betrachten den kurzen Zeitraum, der einem im Leben bleibt, und fragen sich, ob es überhaupt lohnt – ob man wirklich etwas ändert …

»*Nehmen Sie sich Zeit, versuchen Sie, irgendeinen Sinn in den tragischen Fällen zu finden; sie sind ein wichtiger Teil Ihrer Reise …*« Als ich die Notaufnahme an diesem Tag verließ, hatte ich keine Ahnung, dass ich Julias Mutter ein paar Monate später noch einmal begegnen würde, völlig unerwartet, und dass diese Begegnung meine Sichtweise für immer verändern würde – nicht nur als Arzt, sondern auch als Mensch …

Nach der Loslösung

Winter 1977/78
Anatomiesaal
Medizinische Fakultät

»So, verehrte Studenten, dann legen Sie mal los und decken Ihre Leichen auf«, sagte der Anatomie-Professor. Ein lautes einstimmiges Rascheln erfüllte den kalten Raum, als die Plastikdecken weggezogen, gefaltet und unter die Metalltische gelegt wurden.

Da ist sie. Meine Leiche. Und sie liegt völlig nackt auf dem Tisch. Ich weiche einen Schritt zurück. *Es ist eine – eine »Sie«* – eine ältere Frau. Ich muss sie erst genau betrachten. Man kann es nur an den Genitalien erkennen. Ansonsten gibt es keine unterscheidenden Merkmale – als hätte man sie alle entfernt. Keine Haare – durch das Eintunken in den Formalin-Bottich, der im Keller steht, haben sie sich alle aufgelöst. Haut und Brüste sind ausgetrocknet, der Rumpf ist aufgebläht. Alles in einer wachsartigen, matten gelbbraunen Farbe. Steif und hölzern, wie eine Schaufensterpuppe.

Ich wende den Blick ab. Ich muss mich noch einmal

umdrehen. *Beobachten mich die anderen Studenten?* Nachdem ich eine Weile so dastehe, warte und nicht hinsehe, bringe ich genug Nerven auf; als ich sicher bin, dass niemand zu mir herüberschielt, sehe ich sie an. Dann strecke ich meinen Arm aus und berühre ihre Hand – sie ist kalt und steif, und sie fühlt sich künstlich an. Das Weiße ihrer Augen ist dick und trübe, wie lackiert. Ihr Gesicht ist ausdruckslos – nichts, was auf ihre letzten Minuten hindeutet, ob sie gekämpft hat oder nicht. *Wie sie wohl hieß? Wo wohnte und arbeitete sie? Wie starb sie? Und was mag sie veranlasst haben, sich für diesen Zweck herzugeben – es muss einen gewissen Mut erfordert haben.*

Ist das wirklich ein toter Körper? Ich sehe sie immer noch an, starre sie an und versuche dabei, so zu tun, als starrte ich sie nicht an. Ich erwarte, dass sie sich bewegt, etwas sagt. Es ist so befremdlich, keinerlei Bewegung zu sehen, aber wenn ich zu lange hinsehe, falle ich auf optische Täuschungen herein – denn hin und wieder scheinen winzige körperliche Veränderungen stattzufinden …

Formaldehyd. Den öligen, toxischen Geruch von Formaldehyd vergisst ein Medizinstudent nie. Im ersten Jahr des Medizinstudiums verfolgt er einen im Anatomiesaal überall. Jeden Abend nimmt man ihn mit nach Hause. Man kann ihn nicht aus der Kleidung waschen. Er dringt durch Haut, Haare und Bücher. Offenbar liegt er auch auf der Zunge, denn man schmeckt den ganzen Winter über nichts.

Den ganzen Winter. Anatomiesaal bedeutet, sechs Monate lang jeden Tag einen echten toten Körper zu sezieren, von Oktober bis April im ersten Jahr des Medizinstudiums. Jedes Kapitel des Arbeitsbuchs führt einen durch die verschiedenen Körperregionen – zwei Wochen zerschneidet man den Unterleib, zwei Wochen die Gliedmaßen, danach die Brust, den Kopf, den Halsbereich … Man schneidet Gewebe durch, entfernt die Organe und nimmt sie in die Hand, um sie zu untersuchen.

Wir haben alle gewusst, dass das Lehrprogramm der Anatomie sehr intensiv sein würde. Vor allem, nachdem wir von den beiden Selbstmorden im vorherigen Kurs während der Erntedank-Feiertage hörten. Es gibt einfach keine Möglichkeit, sich auf die Erlebnisse, die einen erwarten, vorzubereiten oder über die schreckliche Aussicht zu sprechen, mit einem menschlichen Körper konfrontiert zu werden, ihn zu berühren und zu zerschneiden. Und man hat keine Zeit, eine Pause zu machen und durchzuatmen, selbst das Tempo zu bestimmen, um darüber nachzudenken, was man durchmacht. Denn – und das muss man sich erst einmal klar machen – ein zukünftiger Arzt hat nur einen Winter, um sich sowohl die groben als auch die mikroskopisch kleinen Strukturen des gesamten Körpers einzuprägen. Alles vom Kopf bis zum Zeh, von der äußeren Haut bis zum tiefsten inneren Organ, und dazu noch sämtliche Verbindungen und Wechselbeziehungen zwischen den Körperteilen.

Jeder Wintertag im Anatomiesaal beginnt frühmorgens, wenn es noch dunkel ist, und er endet am frühen Abend, wenn es wieder dunkel ist. Danach muss jeder Student noch bis spät in die Nacht über seinen Büchern sitzen.

Sieben Tage in der Woche. Tage, an denen man die Sonne kaum sieht – was einen verwirrt und in melancholische Stimmung versetzt. Auf der einen Seite ist es, als würde man den längsten Winter seines Lebens durchmachen – mit enorm viel Lernstoff, den man bearbeiten, sich merken und während der Prüfungszeit dann wieder ausspucken muss, um mit dem Lehrplan und dem Rest des Jahrgangs Schritt zu halten. Auf der anderen Seite ist es, als würde man den kürzesten Winter seines Lebens verbringen – denn von der kalten, grauen Eintönigkeit der gleichförmigen Tage bleibt nur eine nebelhafte Erinnerung.

Mir wurde schnell klar, dass ich eine gewisse Routine brauchte, um das durchzustehen. Einen täglichen, starren, unbeugsamen Zeitplan, der mich beim Lernen unterstützte und mir half, Zeit zu sparen. Alles andere konnte bis zum nächsten Frühjahr warten – Verabredungen, Wäsche zu waschen, sogar meine Eltern anzurufen und um Geld zu bitten. Ich wollte nichts dem Zufall überlassen und mietete deshalb eine Wohnung im Walgreen's-Gebäude auf der anderen Straßenseite der medizinischen Fakultät; kurz bevor ich mit der Anatomie begann, ließ ich einen Ölwechsel an meinem Auto machen und zahlte meine Miete und die Stadtwerke für sechs Monate im Voraus …

Mein Zeitplan: Jeden Morgen um Punkt 5 Uhr stehe ich auf (nach ein paar Wochen musste ich den Wecker nicht mehr stellen). Ich weiß genau, wie weit ich den Warm- und Kaltwasserhahn aufdrehen muss, um die richtige Temperatur beim Duschen zu haben. Jeden zweiten Tag rasiere ich mich. Vor dem Unterricht frühstücke ich bei Walgreen's – zwei englische Muffins mit Butter und Grapefruit-Marmelade, drei Tassen Kaffee, an Tisch Nr. 4 mit der guten Beleuchtung und der weißen Tischplatte, damit ich meine Unterlagen und Bücher ausbreiten kann. Ich werde immer von der gleichen Kellnerin bedient – Helen. Nach dem Unterricht esse ich bei Walgreen's zu Abend – das Fisch-Sandwich mit Salat und Pommes frites, an Tisch Nr. 4 mit der guten Beleuchtung und der weißen Tischplatte, damit ich meine Unterlagen und Bücher ausbreiten kann. Und ich trinke Kaffee, viel Kaffee. Danach gehe ich rüber in die Bibliothek (mit einer Rolle Vierteldollar-Münzen für die Getränkeautomaten), wo ich bis spät in die Nacht hinein lerne.

Lernen. Wiederholen. Den Stoff wieder und wieder in sich hineinpauken. Lehrbücher, Atlanten, Mitschriften. Beim Frühstück, beim Mittagessen, beim Abendessen. Auf dem Weg in die Universität und zurück. In der Bibliothek. Nachts im Bett. Ich habe die Seiten meiner Bücher an so vielen Stellen und so oft unterstrichen, dass sie voller Rillen sind und sich so plastisch anfühlen wie Blindenschrift.

Und doch ist es schrecklich, wie schnell man bei all der Wiederholung Gelerntes wieder vergisst. Wer auch immer früher dafür zuständig war, beschloss, der gesamten Struktur des Körpers eine unmögliche griechische und lateinische Terminologie zu verpassen. Zum Beispiel das Hypothalamus-Hypophysen-System – man hätte ein ganzes Semester damit verbringen können. Oder die neun Handwurzelknochen – Scaphaideum, Hamatum, Capitatum, Triquetrum, Traperoideum, Hamulus des Hamatum,

Pisiforme, Traperium, Lunatum. Und das sind nur die Knochen der unteren Handfläche. Es ist unmöglich, alles einfach »nur so« zu lernen, wie es dasteht. Man muss den Stoff mit Leben füllen, indem man Sprüche und Reime erfindet, um sein Gedächtnis zu unterstützen. Für die neun Handknochen benutzte ich Shakespeare Had Coined The Title Hamlet Prior To Lear. Keine gute Wahl – denn bei der Prüfung dauerte es ewig, bis mir wieder einfiel, welche beiden Stücke in meiner Eselsbrücke enthalten waren; und dann schrieb ich aus Versehen Hamulus des Hamlet, bekam aber trotzdem die volle Punktzahl.

Gut, so viel zu den Handwurzelknochen. Ich merkte mir die Blutgefäße, Nerven, Bänder, Muskeln, Sehnen und Knochen. Sogar die verschiedenen Teile des Fingernagels. Die Hand-Prüfung bestand ich. Danach kam das Herz dran ... Und nur zwei Wochen später, direkt nachdem ich die Herz-Prüfung bestanden hatte, fragte mich ein Kommilitone irgendetwas über die neun Handknochen. *Sind es wirklich neun?* – Ich konnte mich an nichts erinnern. Ein völliger Blackout, als ob ich noch nie etwas von dem Thema gehört hätte. Es kam mir spanisch, oder besser: griechisch vor, im wahrsten Sinne des Wortes. *Wie soll ich das alles jemals in den Kopf bekommen?* Aber mir blieb gar keine Zeit, darüber nachzudenken, denn wir waren schon mitten im Abschnitt über die Nieren.

Am ersten Tag im Anatomiesaal erhielten wir vom Leiter der Anatomie-Abteilung eine Einführung:

»Sie beginnen heute mit dem Sezieren von Leichen. Ich möchte betonen, was für ein Privileg es ist, die Anatomie an einer echten menschlichen Leiche zu erlernen. Vielen medizinischen Fakultäten fehlen diese Hilfsmittel – und ihre Studenten müssen in der Anatomie Tiere sezieren. Hunde und Katzen. Was natürlich etwas völlig anderes ist. Ich bitte Sie, die Leichen stets mit äußerstem Respekt zu behandeln. Es sind nicht die Körper von irgendwelchen Durchschnittsmenschen, die aus dem Fluss gefischt wurden; viele sind die sterblichen Überreste von hoch angesehenen Bürgern – Ärzte, Krankenschwestern, Lehrer, Priester –, die ihre Körper der Wissenschaft vermachten, um Ihre Ausbildung zu fördern. Ich erwarte, dass Sie sich entsprechend verhalten. Gut, bilden Sie bitte Gruppen zu je sechs Leuten und wählen Sie einen Seziertisch, an dem Sie arbeiten möchten. Kommen Sie nach vorn, wenn ich Ihre Nummer aufrufe.«

Ihre Nummer aufrufe? Jetzt ist es so weit. Keine Chance zu entkommen. Nun ist es an der Zeit, der furchtbaren Angst ins Auge zu sehen, die jeder instinktiv empfindet, wenn er mit der unerklärlichen Präsenz von Krankheit und Tod konfrontiert wird. *Wie werde ich reagieren, wenn sie mich bitten, in die Kühlkammer zu kommen, und diese Metalltür öffnen? Was, wenn ich die Beherrschung verliere und mich vor den anderen Studenten blamiere? Bin ich tatsächlich geeignet, Arzt zu werden, wenn ich unter dem psychischen Druck hier im Anatomiesaal zur Salzsäule erstarre?* Ich wollte nicht gehen, aber andererseits konnte ich es auch nicht erwarten zu gehen. Es half, dass alle anderen Studenten das Gleiche durchmachten.

Ein schwerer kalter Dunst zieht aus der Tiefe der Kühlgruft. Innen befindet sich eine herausfahrbare Liege, auf der unter einer Plastikdecke die Umrisse eines menschlichen Körpers zu erkennen sind, der sich wie eine Mumie nach oben wölbt.

»Na, dann ziehen Sie sie mal heraus«, fordert der Professor uns auf.

Wir stellen uns in eine Reihe, jeweils drei Studenten auf einer Seite, und ziehen die Liege vorsichtig heraus – jeder fasst nach einem kalten, feuchten Griff, wie bei einer Trage. *Bewegt sich irgendetwas unter der Decke?* Meine Brust zieht sich zusammen. Ich fasse möglichst weit am Rand an, versuche es mit nur einer Hand – aber ich rutsche ab, lasse beinahe los und muss mit beiden Händen nachfassen. Ich habe nicht erwartet, dass die Leiche so schwer sein würde; später lernte ich, dass sie so schwer sind, weil sie im Keller wochenlang in einen Bottich mit Formaldehyd getaucht werden, um das Gewebe damit zu tränken und die Verwesung zu verhindern. Wie eine in Fett getunkte Eisenbahnschwelle.

Ich habe keine Ahnung, was dort unter der Plastikdecke liegt oder wie es auf mich wirken wird. Ich habe noch nie zuvor einen echten toten Körper gesehen. Natürlich war ich auf Familienbeerdigungen; aber eine Totenwache ist anders, mehr unter Kontrolle, mit gewissen Grenzen: Das Bestattungsinstitut überwacht die Vorgänge; die Leiche liegt in einem Sarg und ist fast bis zur Unkenntlichkeit mit Make-up aufpoliert und frisch angezogen. Man braucht sich Onkel Louis nicht zu nähern, braucht ihn nicht zu berühren. Aber im Anatomiesaal liegt – absolut gesetzlos – ein nackter Leichnam unbedeckt auf einer Matte; man beugt sich über ihn, fasst ihn an, schneidet ihn auf, holt das Innere heraus. Zerteilt ihn. *Könnte durch das Sezieren möglicherweise etwas Unheilvolles im Raum geschehen?*

Leichen sezieren. Sechs nervöse Studenten pro Gruppe. »Leichen-Kumpel.« Immer drei arbeiten auf einer Seite, wobei die Tätigkeiten abwechseln. Einer ist das »Buch« und liest Schritt für Schritt vor, wie beim Sezieren vorgegangen werden muss; die anderen beiden sind die »Klingen« und schneiden.

Erste Lektion aus den Arbeitsbüchern: Schneiden Sie einen großen Hautlappen von der Brustwand ab, um die Rippen freizulegen. Die Zeichnung zeigt, wie. Markieren Sie die Haut zunächst mit einem Kugelschreiber. Dann schneiden Sie die Haut entlang der Markierung tief mit dem Skalpell ein, bis zum Knochen. Nun benutzen Sie eine Schere und eine Pinzette, um das darunter liegende Gewebe zu zertrennen, klappen die Hautlappen um und legen die Rippen frei.

Skalpell, Schere, Pinzette. Das Schwierigste beim Sezieren ist der erste Schnitt. Es gibt zu viele störende Gedanken. *Blutet eine Leiche? Was passiert, wenn ich falsch schneide oder zu tief schneide und das Gewebe verstümmele? Kann ich etwas kaputtmachen?* Schnitte kommen im Anatomiesaal ständig vor, sie sind fester Bestandteil der Arbeit. Ich schiebe meine Instrumente hin und her; dann nehme ich unbeholfen die Skalpellklinge in die Hand, halte sie einmal so über die Haut, dann wieder andersherum; zögere, den ersten Schnitt zu machen; sehe mir noch einmal die Zeichnung an; bringe meinen Körper wieder in die richtige Position über der Leiche, damit meine Hände in

Ruhe arbeiten können. Meine Finger fühlen sich dick und ungeschickt an, abgestorben – als wären sie erfroren, denn sie wollen sich einfach nicht bewegen, auch wenn mein Gehirn ihnen befiehlt: *Tu es, tu es einfach.* Schließlich schneide ich – mit einer zitternden, zaghaften Handbewegung, die kaum eine Spur hinterlässt. Ich muss die Bewegung mehrere Male wiederholen, um die lederartige Haut und die tiefe Fettschicht bis zu den Rippen zu zerteilen. Als ich aus den Augenwinkeln im Raum umherblinzele, sehe ich, dass alle anderen die gleichen Probleme haben. Nachdem wir uns Schritt für Schritt bis zum Knochen durchgearbeitet haben, steigern wir uns schließlich alle bis zu einem vollständigen tiefen Schnitt.

Unter der Haut stößt man auf eine dicke Fettschicht. Isolierung. Gelbes, schmieriges, schwabbeliges Fett – wie verdicktes Kerosin. Nach jedem Schnitt mit dem Skalpell läuft das Fett in den Bereich hinein, den man durchschneiden muss. So viel schmieriges Leichenfett anzufassen, es mit einem Schwamm aufzusaugen und zu entsorgen, ist eine wirkungsvolle Diät-Pille. Danach überlegt man es sich zweimal, ob man vor dem Schlafengehen unbedingt noch einen Schokoriegel essen muss.

Unter der Fettschicht liegen die inneren Organe. Die erste Körperregion, die im Arbeitsbuch beschrieben wird, ist die Bauchhöhle: Leber, Nieren, Milz, Magen, Därme, Nebenniere, Bauchspeicheldrüse; sämtliche dazugehörigen Nerven und Blutgefäße. Identifizieren Sie die Organe, indem Sie sie vorsichtig herausschneiden und entnehmen, schneiden Sie dann jedes Organ durch, um seine Struktur zu studieren. Schwammiges, matschiges Gewebe; glitschig, wenn man es festhalten und untersuchen will und nasse Gummihandschuhe trägt. Beißende Gerüche dringen durch den Laborraum – Galle, Urin, Magensaft, getrocknetes Blut, Stuhl von der Verdauung der letzten Mahlzeit –, und sie alle konkurrieren mit dem permanenten Geruch von Formaldehyd. Es ist jedesmal eine Überraschung, wenn man die echten Organe genau an der Stelle findet, an der sie im Atlas verzeichnet sind; es ist aufregend, man fühlt sich wie ein Tourist, der mit Hilfe einer Landkarte ein berühmtes Gebäude entdeckt. Die Organe hängen nicht einfach nur da – jedes ist mit einer feinen, durchsichtigen Schicht aus hauchdünnem Bindegewebe umhüllt (es sieht aus wie Frischhaltefolie), das die Bauchhöhle durchzieht und jedes Organ sauber von den anderen trennt.

Jeder neue Schnitt mit dem Skalpell ist wie ein weiterer vorsichtiger Schritt aufs Glatteis. Bei jedem neuen Schnitt überlegt man, ob etwas Schlimmes geschehen könnte, wenn man tiefer schneidet, ob zum Beispiel ein heulendes Geräusch ertönt, der Boden zu wanken beginnt oder vielleicht ein Schneesturm das Innere des Laborraums heimsucht. Doch mit jedem Schritt wird man weiter hineingezogen und erhält immer mehr Einblick in den nahtlosen Aufbau. Wenn man die Logik der Konstruktion versteht, hilft es, die Angst zu überwinden. Und es stärkt das Vertrauen darauf, dass es eine natürliche Ordnung der Dinge gibt. Die aufregendste Entdeckung ist gleichzeitig die einfachste – dass man kein besonderes Wissen benötigt, um den Aufbau des menschlichen Körpers zu verstehen. Denn alles, was man in ihm findet, ist ein Abbild der uns umgebenden Welt. Geometrische Zellformen aus eleganten Spiralen, perfekte Kreise, Pyramiden, Würfel, Gitter. Sich verzweigende, baumartige Kreisläufe von Blutgefäßen, Nerven und Kanälen. Flüssigkeiten fließen, werden ausgetauscht und nach den Gesetzen von Schwerkraft, magnetischen Ladungen und Osmose hin- und hergepumpt – den gleichen Kräften, die Ebbe und Flut verursachen und die lautlosen Bahnen der Planeten lenken. Man kann nicht umhin zu folgern: *Was für ein hervorragendes Stück Arbeit.* Kann nicht umhin zu fragen: *Wer hat das geschaffen?* Kann nicht umhin, sich zu wundern: *Es wirkt so zerbrechlich, so leicht zerstörbar – wie hängt alles zusammen, wie funktioniert es, warum geht nicht alles schon viel früher kaputt? Diese herrliche, großartige und prächtige tickende Maschine – warum hört sie plötzlich auf?*

Es ist unheimlich, seine Hände tief in der Höhle eines menschlichen Körpers arbeiten zu sehen. Den inneren Apparat zum ersten Mal dem Tageslicht auszusetzen, wie ein Archäologe, der eine Höhlenwand voller Hieroglyphen mit einer Fackel anstrahlt. Sobald man mit einer bestimmten Lektion begonnen hat, konzentriert man sich dermaßen auf den jeweiligen Bereich der Leiche, dass das Ganze so unpersönlich wird, als würde man an einem Modell arbeiten. Doch am Ende eines jeden Tages, wenn man zurücktritt und die zerschnittenen Überreste seiner Leiche betrachtet, die vom Sezieren immer dünner und hohler geworden ist, ist man voller Ehrfurcht, dass dies einmal ein Mensch war. Die Leiche erhält eine Bedeutung – wird zum Artefakt der eigenen Anatomieerfahrung. Sie wird zu etwas Vertrautem – eine schweigende, angenehme Gegenwart; ein Gefährte, der einem dabei hilft, das winterliche Martyrium der Anatomie zu überstehen. Manche Studenten geben ihren Leichen Namen – »Homer«, »Sadie«, »Ezra«. Andere versetzen sich richtig in ihre Leichen hinein, die nackt auf der kalten Metallplatte liegen, und ziehen ihnen eine Strickmütze und dicke Wollsocken an.

Manchmal trete ich einen Schritt zurück, sehe meine Leiche an und frage mich, wie sie gelebt hat: *Wie war ihr Leben? Was war am wichtigsten für sie? Was hat sie am meisten bereut? Erzähl mir – hat irgendetwas noch eine Bedeutung, wenn alles vorbei ist?* Wenn man so zurücktritt, befreit man sich einen Moment von der hektischen Lern- und Prüfungswelt des Medizinstudiums – und alles wirkt so trivial im Vergleich zu einem ganzen Leben, das nun vorüber ist.

Lernen und Prüfungen. Jeden Freitag legen die Professoren sämtliche Leichen auf die Metalltische und stecken nummerierte *Nadeln* in die verschiedenen anatomischen Gebilde. Wir laufen dann unruhig im Raum herum, haben dreißig Sekunden Zeit, um jede markierte Stelle zu identifizieren, und schreiben die Antwort auf ein Blatt, das an einem Klemmbrett befestigt ist. Wenn der Wecker klingelt, geht man zur nächsten Leiche. Die Anzahl der benutzten *Nadeln* zeigt, welche Gruppen am vorbildlichsten gearbeitet haben. Unsere Leiche hat immer eine durchschnittliche Menge von Markierungen. Es könnte schlimmer sein – in der Leiche von Gruppe 3 stecken nie irgendwelche Pinne. »Diese kann ich nie verwenden«, klagt der Professor. »Was ist denn hier passiert? Haben Sie das falsche Ende des Skalpells benutzt?«

Über unseren Köpfen ertönt ein lauter Gong. »Der Pathologe führt gleich eine Autopsie im Leichenschauhaus durch«, verkündet der Professor. »Wir gehen hinunter in den Keller und sehen uns das an.«

Hastig bedecken wir unsere Leichen mit den Plastikplanen und stapfen schweigend durch den Gang zum Lastenaufzug, wie aneinander gekettete Sträflinge. Vor dem alten Aufzug hängt ein Metallgitter. Das Einzige, was man während der langsamen, angespannten Fahrt nach unten machen kann, ist, das wechselnde Muster von Ziegeln und Mörtel zu beobachten.

Drei schweigsame Fahrten sind nötig, um alle in den Keller zu befördern; danach drängen wir uns in das enge Leichenschauhaus. Wände aus Zementblöcken wie in einem Bunker. Keine Fenster. Ein schäbiger Fliesenboden im Schachbrett-Muster. *Arbeitet hier unten wirklich jemand?* In einer Wand befindet sich eine Kühlkammer. Eine der Metalltüren ist geöffnet; die Gruft darin ist leer.

Hinter einem Vorhang, der im Halbkreis um vier Tischbeine und zwei Menschenbeine in dunklen Hosen gezogen wurde, hören wir Geräusche. Dann fragt eine männliche Stimme:

»Sie sind schon da? Gruppieren Sie sich um den Tisch herum. Ich fange gerade mit der Autopsie an.«

Der Pathologe zieht den Vorhang zur Seite. Er beugt sich über den säulenförmigen, leblosen Körper eines alten Mannes, der auf dem Rücken auf einem Metalltisch liegt.

Die Tischplatte umgibt eine Abflussrinne. Am oberen Ende ist ein Duschschlauch befestigt, um das Blut wegzuspülen. Mit einem dicken Holzblock, der unter dem Kopf des toten Mannes liegt, wird dieser auf ungemütliche Weise nach vorne gebeugt.

»Dieser alte Herr starb heute Morgen an einem Herzinfarkt, während er Schnee schaufelte. Ich öffne jetzt den Brustraum, um Ihnen einen Einblick zu geben.«

Den Brustraum öffnen? So weit sind wir im Arbeitsbuch noch gar nicht …

Nachdem der erste Schock über diese Nachricht vorüber war, empfand ich … Mitleid für diesen toten Mann und seine missliche Lage. Obwohl ich gar nichts über ihn oder sein Leben wusste, schien er mir höchst verwundbar zu sein, und weder er noch sein Leben hatten etwas Menschliches an sich. Einfach nur ein weiterer Fall, der in der Leichenkammer des Kellers nackt auf einem kalten Metalltisch liegt und im würdelosen Licht eines grellen Scheinwerfers ein paar Fremden ausgeliefert ist, die ihn sezieren …

Auf einem Tablett liegen chirurgische Instrumente bereit und ein elektrisches Gerät, das wie die Dekupiersäge eines Zimmermanns aussieht. *Dieses Ding ist doch sicher kein Autopsie-Werkzeug?* Ich recke meinen Hals, beuge meinen Körper nach vorn, lehne mich zur Seite, um gut sehen zu können – doch mit den Füßen bleibe ich fest auf einer Stelle stehen, um nicht in Versuchung zu geraten, näher zu treten.

Der Pathologe richtet die Lampe über uns auf die Brust der Leiche. Danach wirbelt er mit den Händen auf dem

Tisch hin und her, seziert und schneidet und tritt von Zeit zu Zeit auf ein Fußpedal auf dem Boden, um ein unsichtbares Aufnahmegerät einzuschalten.

Klick – »Patient Nummer neunundzwanzig. Männlicher Weißer. Vierundsiebzig Jahre alt. Akuter Myokardinfarkt.« – *Klick*.

Das hier ist ganz anders als im Anatomiesaal, viel näher dran – denn der tote Mann hat vor ein paar Stunden noch gelebt, gesprochen, gegessen, gedacht. Er ist mit diesem Gesichtsausdruck (der nach Kampf aussieht) gestorben. Bei jedem Handgriff des Pathologen läuft frisches rotes Blut aus der Leiche. *Das Einzige, was noch beeindruckender sein muss als das hier, ist, als behandelnder Arzt dabei zu sein, wenn die Leute sterben …*

Der Pathologe nimmt ein großes Skalpell und macht einen tiefen, selbstbewussten Y-förmigen Schnitt, der an der rechten Schulter beginnt und schwungvoll der Unterkante des Schlüsselbeins bis zum unteren Hals folgt; danach geht er am anderen Schlüsselbein entlang, hinauf zur linken Schulter; den Fuß des Ypsilons macht er mit einem geraden Schnitt nach unten, genau in der Mitte des Brustbeins.

»So wird es also gemacht«, flüstert einer der Studenten. »Und ganz ohne Markierungen.«

Zügig schneidet er durch die Gewebeschichten unter der Haut und befestigt die Hautlappen seitlich mit Metallklammern – nun ist das flache weiße Brustbein zu sehen und die Rippen, die an beiden Seiten in den bogenförmigen Aussparungen sitzen. Dann nimmt er die Säge und setzt das Sägeblatt an der Unterseite des Brustbeins an, wobei die Zähne zum Kopf zeigen. Er schaltet das Gerät ein, das den hellen, beengten Raum mit einem lauten, brummenden Geräusch erfüllt, und sägt, ohne zu zögern, das Brustbein von unten nach oben der Länge nach durch. Öffnet es wie mit einem Reißverschluss. *Wie kann die Brust eines Mannes einfach so durchtrennt werden?* Der Gestank von verbranntem Fleisch und Knochen ist widerlich. Doch ich verspüre trotzdem den Drang, mich weiter nach vorn zu beugen, um mehr zu sehen. Jetzt drückt er mit einem Stemmeisen die durchgesägten Kanten des Brustbeins auseinander – gerade weit genug, um ein Metallgerät hineinzustecken, das einem Schraubstock ähnelt; doch als er an der Kurbel dreht, dehnt es sich aus und spreizt die Brustwand auseinander. Dabei brechen die meisten Rippen. Ein Knochenknacken, das man bis tief in die eigenen Zähne spürt.

Der Brustraum steht jetzt weit offen. *Dies muss die intimste, tiefste und geheimnisvollste aller Körperregionen sein.* Der gerippte Innenraum gleicht dem Rumpf eines großen Schiffes. Er enthält das Herz. Ein echtes Herz. Die Luftröhre und die Lungen. Die Aorta und die anderen großen Blutgefäße. Unglaubliche Dinge, die noch vor wenigen Stunden warm und lebendig waren; nun sind sie merkwürdig ruhig und still.

Der Pathologe arbeitet weiter, er schneidet Gewebe durch und entfernt mit einer Schere den Herzbeutel, der das Herz umschließt. Bei jeder Handbewegung diktiert er: *Klick* – »Die Oberfläche des Epikards ist glatt und glänzend, die Koronararterien entspringen normal, verlaufen normal, sind richtig verteilt.« – *Klick*. Dann arbeitet er tief in der Brust mit Skalpell und Schere, aber ich kann nicht sehen, wo genau; alles, was ich sehen kann, ist die Oberfläche einer Blutlache und dass jedes Mal, wenn er die Hände nach oben zieht, mehr Blut seine Handschuhe befleckt. Hinter mir flüstert jemand: »Was macht er jetzt?« Jemand anderes antwortet: »Keine Ahnung. Tiefer kann er jedenfalls nicht gehen – wahrscheinlich schneidet er das Herz auf.«

Klick – »Das Myokardium ist homogen, rotbraun und weist Anzeichen eines Infarkts der vorderen und links-lateralen Wände auf. Die Segel der Trikuspidal- und der Mitralklappe zeigen keine ungewöhnlichen Merkmale. Die Zipfel zur Lunge und zur Aorta weisen keine Wucherungen auf. Die Schichten liegen eng aneinander. Der Aortadurchmesser ist überall gleich, ohne Aussackungen oder spindelförmige Erweiterungen. Die untere und obere Hohlvene sind frei.« – *Klick*.

Nun macht er eine Pause, wobei seine Hände immer noch tief unten in der Brust stecken – offenbar versucht er, etwas abzutrennen. Er ändert die Haltung der Hände – und zieht dann, aus der Mitte des Körpers, langsam die dicke, rote, runde, kugelförmige, zum Stillstand gebrachte Muskelpumpe heraus. Ein komplettes Männerherz, vollkommen abgetrennt und losgelöst. Der Pathologe hält die geteilten Hälften für uns getrennt nach oben, damit wir direkt hineinsehen können …

»Ich habe das Innere des Herzens freigelegt«, erklärt er. »Sehen Sie hier, entlang der oberen Kammerwand. Kann irgendjemand die Problemstelle benennen, die an diesem Gewebe zu erkennen ist?«

Keiner wagt, sich zu rühren, geschweige denn eine Vermutung zu äußern. Mir stockt der Atem. Wie ein sich drehender Fischschwarm beugt sich die gesamte Gruppe gleichzeitig nach vorn; alle Augen sind auf das Herz gerichtet, um den Blickkontakt mit dem Pathologen zu vermeiden, was die Bereitschaft signalisieren könnte, seine Frage zu beantworten.

»Was würden Sie nach einem Herzinfarkt erwarten?«, fragt er ungeduldig. Niemand bietet ihm eine Antwort an. »Wir haben nicht den ganzen Tag Zeit. Was ist mit Ihnen?« Er zeigt auf Steve, den Studenten, der neben mir steht.

»Wenn sich ein Blutgerinnsel in der Arterie befindet, ist das Gewebe hinter der Verstopfung wahrscheinlich beschädigt – vermute ich«, antwortet Steve mit zitternder Stimme.

»Richtig. Nun sehen Sie sich diese Stelle hier an. Sehen Sie, dass das Gewebe eine andere Farbe hat?«

Ich brauche eine Weile, muss lange hinsehen, bis ich in dem grellen, gleißenden Scheinwerferlicht den geringen Farbunterschied erkennen kann – aber *ja, richtig, da ist es:* ein kleiner blasser Fleck, der von normalem, rotem Gewebe umgeben ist. Die beschädigte Stelle ist ungefähr so groß wie ein Zehncentstück.

»Dieses Gewebe ist beschädigt, weil kein Blut durchgeflossen ist. Weiß jemand, warum die Infarktbildung im Gewebe einen Herzinfarkt verursachte?«

Niemand antwortet.

»Nun, dann sage ich es Ihnen. Hier verlaufen die Nerven, die zu den Ventrikeln führen. Wenn die Blutzufuhr unterbrochen wird, werden die Nerven beschädigt – und der Herzmuskel bekommt kein Signal mehr, dass er pumpen soll. Von diesem beschädigten Gewebe aus müssten wir rückwärts gehen, um das Blutgerinnsel in der Arterie zu finden, die das Gewebe versorgt. Diese Arterie hier.«

Hierauf nimmt er ein sehr dünnes Skalpell und schneidet die Koronararterie mit einer energischen Handbewegung der Länge nach ein. Innen befindet sich ein kleines rotblaues – giftblaues – Blutklümpchen, das wie feuchtes Sägemehl auseinanderfällt, als er es mit der Sonde berührt. Ich beuge meinen Körper so weit wie möglich vor, um etwas sehen zu können und trotzdem nicht vornüberzufallen. Aber auch nach intensivster Prüfung ist mir nicht klar, wie dieses winzige deplatzierte Ärgernis – ein Blutklumpen, so groß wie ein Radiergummi, der auf einem Bleistift steckt – so einen riesigen Baum fällen konnte.

Ich erinnere mich sehr gut an den April dieses Jahres – des ersten Jahres meines Medizinstudiums. In Anatomie erhielt ich die Note »befriedigend«. Der Winter war dahingeschmolzen, der Frühling zurückgekehrt, und ich konnte mit meinen Kommilitonen Schritt halten.

Und doch war ich enttäuscht. Von mir selbst. Weil die Anatomieerfahrung mich nicht in dem Maße, wie ich es gehofft hatte, veränderte. Ich war kein reiferer Mensch geworden, obwohl ich inzwischen sehr viel mehr darüber wusste, was im Leben wirklich wichtig war, und auf so viele Dinge verzichtet hatte. Ich hoffte, in der noch verbleibenden Zeit meiner Medizinausbildung über die unwichtigen Trivialitäten meines starren Zeitplans hinauszuwachsen. Aber ich war noch nicht in der Lage, meinen Horizont durch die Erfahrungen in der Anatomie entscheidend zu erweitern; offenbar sorgte ich mich immer noch zu sehr um die Kleinigkeiten des täglichen Lebens – Prüfungen und Noten und den Wunsch, mit den anderen Schritt zu halten, Grapefruit-Marmelade auf einem englischen Muffin in der Walgreen's-Sitzecke Nr. 4. Später bedauerte ich, dass die Konzentration auf diese Dinge dafür verantwortlich war, dass einige möglicherweise wunderbare Momente unbemerkt an mir vorübergegangen sind.

Es dauerte viele Jahre, bis ich den privilegierten Blick tief in einen menschlichen Körper hinein wirklich schätzen lernte. Und feststellte, welchen Einfluss dieser Blick auf die Entwicklung einiger meiner fundamentalsten Lebenskonzepte hatte, indem er etwas davon enthüllte, was es bedeutet zu existieren. Wie das kam? Durch eine einfache Schlussfolgerung. Denn als ich mir die aufgereihten, bezwungenen Leichen ansah, die wir sorgfältig seziert hatten, musste ich akzeptieren, dass Herzen und Lungen und Eingeweide Merkmale einer Gattung sind und dass der menschliche Körper im Grunde nur eine herrliche, großartige und prächtig tickende Maschine ist, die im Nu für immer zum Schweigen gebracht werden kann. Die bezwungenen Leichen. Ich kam zu dem Schluss, dass sie von einem *fundamentalen, entscheidenden* Etwas verlassen worden waren, einem *von innen wirkenden* Etwas, das verwandelt, aber nicht zerstört werden kann – das den Körper mit Leben füllt, den Schalter des Motors betätigt, um ihn in Bewegung zu setzen, das eine Lebensgeschichte erschafft.

Ein fundamentales, entscheidendes Etwas. Solange meine Leichendame während ihres Lebens davon erfüllt war, besaß sie einen Fingerabdruck; sie war die Tochter von jemandem, eine Schwester, Frau, Mutter, Großmutter. Sie reiste durch die Zeit; ihr Herz raste vor Aufregung, Freude und Angst; ihr Gehirn ahnte etwas voraus, dachte nach – und duldete vielleicht auch; ihre Hände erschufen und zerstörten; ihre Augen sahen Schönheit und Traurigkeit und wurden in den letzten nebelhaften Momenten ihres Daseins glasig. Danach war alles still und ruhig, ein Überrest, und was nach der Loslösung übrig blieb, war die nicht mehr verwendbare Hülle, abgestoßen wie der Panzer einer Heuschrecke.

Was nach der Loslösung übrig blieb ... Wenn ich eine Leiche bis in ihre elementarste physische Substanz zerlegt hatte und mich völlig leer im Kopf wieder aufrichtete, war ich unwiderlegbar und für immer davon überzeugt, dass der Mensch sich aufteilt – in die zwei verschiedenen Realitäten von *corpus* und *spiritus*; und diese Überzeugung brachte mich zu der Schlussfolgerung, dass man beide Dinge sowohl verletzen als auch heilen kann ...

Lebenswille

31. August 1979
Erster Stationstag
Bezirkskrankenhaus

Machen die Grillen diesen ganzen Lärm? Durch mein Wohnungsfenster sehe ich, dass es draußen immer noch stockdunkel ist. *Wie spät ist es?* Ich höre Grillen, aber kein Vogelgezwitscher – offenbar ist die Nacht noch nicht vorbei. Die meiste Zeit über habe ich mich im Bett hin und her gewälzt und daran gedacht, was mich heute erwartet.

Es hat keinen Zweck zu versuchen weiterzuschlafen. Nicht, wenn mein Körper so aufgedreht und nervös ist. Ich spüre jeden einzelnen Herzschlag in meinen Ohren pulsieren, so wie die roten Ziffern, die auf dem Wecker blinken – 4:44 Uhr. Ich stehe besser auf, es gibt viel zu tun. Denn heute überquere ich eine dieser wichtigen Brücken – mein erster Tag auf einer Krankenhausstation. Als »echter« Arzt: Ich werde einen weißen Kittel, einen Pieper und eine schwarze Tasche voller glänzender neuer Instrumente tragen. Als Teil eines Ärzteteams, das seine Visiten macht, Blut entnimmt, Anweisungen schreibt, am Bett steht und sich um kranke Patienten kümmert.

Ich sitze in meiner ruhigen Wohnung und nippe an einer Tasse mit heißem schwarzen Kaffee, beobachte die Dampfschwaden, die über die Oberfläche ziehen und verfolge die schärfer werdenden Abstufungen meiner Konzentration. *Wo ist meine Checkliste?* Das Auto habe ich gestern gewaschen und getankt. Meine Sachen schon gestern Abend gebügelt. Sogar geübt, die Krawatte zu binden. Erst nach dem vierten Versuch habe ich einen geraden Knoten geschafft. Für Medizinstudenten mit zitternden Händen sollte es eine Ansteckkrawatte geben, die sie am ersten Tag im Krankenhaus anziehen können.

Ich bin zu müde, um länger herumzusitzen. Ich muss mich bewegen, zum Krankenhaus fahren, auch wenn ich drei Stunden zu früh bin und es draußen immer noch dunkel ist. Kittel anziehen. Noch einen Schluck Kaffee – ohne zu kleckern. Autoschlüssel. Los. Und für den Bruchteil einer Sekunde sehe ich etwas Dunkles aus den Augenwinkeln; es verfolgt mich, als ich hinausgehe – erschreckt mich. Ich bleibe stehen – es bleibt ebenfalls stehen –, ich drehe mich um; es ist mein eigenes Spiegelbild, das mir aus dem Spiegel im Flur entgegenblickt. Es schreckt zurück. *Nein – das ist doch nicht wahr.* Ich sehe lächerlich aus – verzerrt, wie in einem Spiegelkabinett. Ich bin winzig; mein weißer Kittel ist riesig. Die schwarze Tasche ist so groß wie ein Koffer. *So will ich auf die Straße gehen?* Und wenn mich jemand auf meine Aufmachung anspricht? Was erwidere ich dann? »Nein, ich bin kein richtiger Arzt, noch nicht. Nur ein Medizinstudent. Ich habe alle Prüfungen bestanden und darf deshalb diese Uniform anziehen; ich bin gerade auf dem Weg ins Krankenhaus, um bei den Visiten mitzugehen und den echten Ärzten bei der Arbeit zuzusehen.« Auch wenn ich mir das Privileg, diesen nächsten Schritt zu gehen, verdient habe, fühle ich mich heute Morgen ... wie ein Betrüger. Denn diese Uniform ist ein Symbol, ein verlässliches Zeichen, dass der Träger gewisse Kenntnisse, gewisse Fähigkeiten hat. Ich habe nichts davon, kann die Erwartungen nicht erfüllen.

Ich ziehe den Kittel schleunigst aus, als würde er brennen. Mit dem Namensschild nach unten werfe ich ihn über meinen Arm, so dass er über der schwarzen Tasche hängt. Im Auto lege ich beides ordentlich auf den Rücksitz. Ich warte besser ab, wie es sich anfühlt, wenn ich mich im Krankenhaus unter den anderen Studenten bewege.

Nur ein paar Lastwagen, die schon die ganze Nacht unterwegs sind, fahren zu dieser frühen Stunde über die dunkle gebührenfreie Schnellstraße. Da ist die staatliche Universität. Schwer zu glauben, dass ich vier Jahre damit verbracht habe, mich durch das vormedizinische College zu kämpfen – die Bewährungszeit –, um zum Medizinstudium zugelassen zu werden. Seite an Seite mit Tausenden von anderen College-Studenten aus dem ganzen Land, die ebenfalls Arzt werden wollten. Wir mussten an schwierigen mathematischen und anderen naturwissenschaftlichen Veranstaltungen teilnehmen – Biologie, Chemie, Physik, Analysis, den ganzen Tag Vorlesungen hören, bis spät in die Nacht hinein lernen, eine endlose Reihe von Prüfungen absolvieren. Es hing allein von den Noten des vormedizinischen Colleges ab, ob man es ins Medizinstudium schaffte oder nicht.

Das scheint so lange her zu sein. Doch ich erinnere mich an jeden Pflasterstein auf dem Campus, weil ich ihn jeden Abend entlanggegangen bin. Lange, einsame Wege mit meiner Kapuze auf dem Kopf, bei denen ich mich fragte, ob sich die ganze Lernerei und das aufopfernde Sitzen in den Hörsälen irgendwann auszahlen würden.

Im McAfee-Haus war es das Gleiche. So viele Typen in diesem Wohnheim wollten Arzt werden. Aber nur eine Hand voll schaffte es bis zum Medizinstudium – diejenigen, die diszipliniert und ehrgeizig genug waren, um mit dem Lehrplan Schritt zu halten. Die anderen folgten ihrem eigenen »Lehrplan« und verbrachten die Wochenenden damit, Bier zu trinken, dumme Sprüche zu klopfen und sich wie die Vandalen zu benehmen. Einer löste am späten Samstagabend regelmäßig Feueralarm aus. Am Wochenende schliefen sie den halben Tag. Die Geschichten ihrer Eskapaden musste man sich mittags in der Cafeteria lang und breit und wieder und wieder anhören.

Obwohl ich kein großes Bedürfnis verspürte, mich an diesem Zeug zu beteiligen, war es verlockend, mit den anderen auszugehen und nach einer kompletten Veranstaltungswoche Dampf abzulassen. Aber ich riss mich zusammen, denn ein Abend, an dem man ausging, bedeutete fünf Stunden weniger Zeit, um vor einer Prüfung zu lernen. Wenn ich zu Hause blieb, kamen mir jedes Mal Zweifel – *tue ich das Richtige?* Beschränkt auf eine kleine

Holzkabine in einer verlassenen Bibliothek die Wochenenden allein verbringen, Notizen und Buchkapitel auswendig lernen, umgeben vom leeren Summen der Klimaanlage – während alle anderen freitags und samstags ausgingen und Football-Spiele oder ihre Eltern besuchten?

Ich bin nicht sicher, warum ich das aushielt. Ich erinnere mich an die Panik, die ich immer verspürte, wenn ich an meine Zukunft dachte und zu dem Schluss kam, dass ich keine andere Wahl hatte. Ich machte nächtliche Spaziergänge über den Campus. Jedesmal fragte ich mich: *Wohin führt mein Leben? Wird sich all das irgendwann auszahlen?* Eindeutige Antworten fand ich nie; eher aufmunternde Worte und die Möglichkeit, meine Zwickmühle zu beklagen und mir selbst zu erzählen, was ich dabei fühlte.

Am Ende jedes Spaziergangs rief ich mir ins Gedächtnis, *warum* ich es tat – indem ich an ein Gespräch mit dem Hausarzt meiner Familie dachte, das ich vor dem vormedizinischen College führte. Ich fragte ihn damals: *War es das wert? Würden Sie das alles noch einmal machen?* Und er sagte *ja*, ohne Zweifel – denn kein anderer Job auf der Welt ist so wie der Beruf des Arztes. Keine andere Arbeit kann das Leben von anderen Menschen so verändern. Manchmal nur wenig, manchmal aber auch entscheidend. Sie vertrauen dir, sind in einer Krise von dir abhängig. Sie vergessen nicht, was du für sie tust. Es ist wirklich ein *Privileg*, Arzt zu sein …

Ich habe nie vergessen, was er damals sagte. Die Sache mit dem Privileg. Und obwohl ich nicht viel von der Arbeit eines Arztes wusste, verstand ich genau, was er meinte – dass die Möglichkeit, als Arzt tätig zu sein, ausschlaggebend dafür sein kann, in welchem Maß man darüber nachdenkt, was man aus seinem Leben gemacht hat. Die Erinnerung sorgte immer dafür, dass ich weitermachte. Mit dem Vertrauen, dass die ganze Lernerei und die Schinderei in den Hörsälen im vormedizinischen College dazu da waren, sich dieses Privileg zu verdienen.

Ich brauche auf nichts mehr zu vertrauen. Denn heute ist der erste Tag meines Krankenhausdienstes, und ich werde es selbst sehen und beurteilen können.

Zum ersten Mal fahre ich durch das Tor zum Ärzteparkplatz. Wie ein neues Mitglied im Klub. Junior-Mitglied. Lieber nicht im Weg stehen – und ganz hinten am Zaun parken. Ich spüre jeden einzelnen Schritt, als ich unter den grellen Lampen entlanggehe, die den dunklen Weg zu den Glasschiebetüren auf der Vorderseite säumen. Außer dem Hausmeister, der die Eingangshalle wischt, ist niemand zu sehen. Genau wie mein Vater es siebenunddreißig Jahre lang in der Grundschule getan hat. Als ich noch ein Kind war und mein Vater in den heißen, schwülen Sommern mit mir an der Autofabrik der Stadt vorbeifuhr, an der südlichen Mauer entlang, wo die Fenster zur Straße hinausgingen, vorbei an dem Qualm, dem Gestank und dem schrecklichen Höllenlärm, sagte er immer das Gleiche: »Hier endest du, wenn du nicht aufs College gehst.« Am Wochenende spielte er Schlagzeug in einer Band, um sich etwas dazuzuverdienen. An einem Samstagabend hörte ich ihn spät nach Hause kommen und das Schlagzeug in den Schrank stellen. Er kam in mein Zimmer, weckte mich und setzte sich auf mein Bett. Es war dunkel; ich konnte ihn nicht besonders gut sehen. Der Stoff seines Anzugs war noch kalt, weil er eben erst hereingekommen war, und ich roch Whiskey. Ich hatte ein wenig Angst, weil er sonst nie Alkohol trank. Er erzählte, er habe an diesem Abend bei der Weihnachtsfeier der Ärzte im Country Club gespielt. Er sagte, wenn ich groß sei, sollte ich aufs College gehen, um Arzt zu werden – Ärzte seien wichtig, die Menschen hätten Respekt vor ihnen. Geh zur Schule, werde kein Hausmeister, sagte er.

Noch zwei Stunden, bis die Einführung der Medizinstudenten anfängt. Ich hatte mir vorgenommen, heute schon früh hier zu sein, allein durch das Gebäude zu laufen und ein Gefühl für den Ort zu bekommen. So früh morgens bin ich noch nie in einem Krankenhaus gewesen – es wirkt verlassen. Die Beleuchtung ist gedämpft; es fehlt das geschäftige Summen des Krankenhausalltags. Das einzige Geräusch kommt von meinen Absätzen, deren Echo von dem glatten Terrazzo-Boden zurückgeworfen wird, während ich über die stillen Flure gehe. Wer arbeitet im Schwesternzimmer? Alle Türen zu den Krankenzimmern sind geöffnet – innen ist es dunkel und still, abgesehen von den roten Leuchtziffern der Infusionspumpen und der Monitore, die neben den Betten stehen. Ein rotes Blinken, wie eine tickende Bombe, die darauf wartet zu explodieren. Sie müssen sich so weit weg von zu Hause fühlen. Was für eine einsame Zeit, um an einem so einsamen Ort wie diesem zu sterben – ich frage mich, ob es überhaupt jemand merkt.

Von oben kommt eine Durchsage: »Achtung – Medizinstudenten bitte in der Cafeteria melden. Sie erhalten dort Ihre Dienstzuteilung.«

Wir nehmen am großen ovalen Konferenztisch im Ärzte-Speisesaal Platz und reichen das Blatt mit den Zuteilungen herum. Mein leitender Assistenzarzt ist Dr. James Corrigan. *Leitender Assistenzarzt. Der Chef.* Der Gedanke, mit ihm zu arbeiten, ist einschüchternd – denn ich weiß überhaupt nichts von Krankenpflege, und er ist mit seiner Ausbildung fast fertig.

Als ich zur Einführung auf die Station gehe, denke ich über die Frage nach, die sich jeder Medizinstudent an seinem ersten Arbeitstag stellt: *Was wird von mir erwartet?* Wir alle haben sie schon unzählige Male gestellt, bevor wir mit dem Krankenhausdienst anfingen – allen möglichen Leuten, die es wissen könnten. *Wie soll ich mich verhalten, wo gehöre ich hin?* Und jedes Mal bekamen wir die gleiche Antwort: *Gib dir Mühe, nicht im Weg zu stehen.* Denn Medizinstudenten haben keine besondere Aufgabe im Team. Sie laufen hinter der Gruppe her und bemühen sich, einen Platz zu finden. Und sie gucken zu. Am besten funktioniert es, wenn man akzeptiert, dass das Höchste, was man während dieser frühsten Phase der klinischen Ausbildung anstreben kann, ist, als »nützlich« bezeichnet zu werden, was bedeutet, dass man eifrig niedere Dienste übernimmt, permanent Fragen stellt, die Interesse und Initiative zeigen, und sich Mühe gibt, nicht im Weg zu stehen.

Permanent Fragen stellen. Es ist ein Drahtseilakt, den besten Zeitpunkt zu finden, um zu zeigen, wie klug und eifrig man ist. Der Moment will gut gewählt sein. Man sollte Fragen stellen – aber nicht nach einem Nachteinsatz, wenn das Team todmüde ist; und nicht morgens am Wochenende, wenn das Team die Visite schnell beenden und nach Hause will; und auch nicht montagmorgens, bevor das Team seinen Kaffee getrunken hat. Man benötigt ein gewisses Fingerspitzengefühl, um den richtigen Zeitpunkt für seine Fragen herauszufinden. Und eine Menge Selbstkontrolle, um zu schweigen, wenn der Zeitpunkt ungünstig ist.

Dr. James Corrigan. Leitender Assistenzarzt. Nenne ich ihn Jim oder Dr. Corrigan? Ein eleganter, reifer wirkender Arzt prüft die Namensliste der Stationspatienten, die an einem Klemmbrett befestigt ist. Das muss er sein. Ordentliche Krawatte. Perfekt gebügelter Kittel. Meiner sieht schon aus, als wäre ich einen Berg mit ihm hinuntergerollt. Was muss man tun, um so weit zu kommen? Um eine Krankenstation zu leiten, um alles, was auf einen zukommt, mit so viel Selbstbewusstsein zu handhaben?

Dr. James Corrigan. Dr. James Corrigan –

»Hallo. Sind Sie der Chef, Dr. James Corrigan? Ich bin …« *Ich bin sprachlos.* Er sieht mich abwartend an. Als ich mich erholt habe, habe ich ausgeatmet und keine Luft mehr, und ich kann die letzte Silbe meines Namens nicht mehr zu Ende sprechen. Dann will ich ihm die Hand geben und greife daneben.

Er macht mit uns einen Rundgang durch die Station. Zeigt uns das Schwesternzimmer und den Materialraum. Gibt jedem von uns eine Broschüre mit Verhaltensregeln und Informationen über die Krankenhausordnung.

»Jeder Medizinstudent bekommt einen Patienten zugeteilt, den er beobachten muss«, erklärt er. »Ich möchte, dass Sie sich aktiv an seiner Behandlung beteiligen. Werden Sie sein Fürsprecher. Verfolgen Sie die Fortschritte; achten Sie auf jede Art von Veränderung oder Komplikation. Morgens und nachmittags macht das Team seinen Rundgang. Ich erwarte von Ihnen, dass Sie den Fortschritt Ihres Patienten ausführlich schildern können. So, das sind die Ihnen zugeteilten Patienten.«

Claire bekommt die alte Mrs. Penny, einen bekannten Vogel hier im Bezirkskrankenhaus – dreiundsiebzig Jahre alt und mit einem roten Seidenkaftan als Lieblingsbekleidung. Sie kommt circa einmal pro Monat – »Immer wenn meine Lebertabletten nicht helfen«. Es ist nie etwas wirklich Ernstes. Die Schwestern lieben sie. Tony bekommt Mrs. Jones, eine fünfundvierzig Jahre alte Frau mit einem Schilddrüsenleiden. Und ich? »Mr. Fredrick Ruckmeyer. Ein achtundsiebzigjähriger Herr mit der Diagnose ›Gewichtsverlust mit unklarer Genese‹. Er liegt in Zimmer 444«, erklärt Dr. Corrigan.

Habe verstanden. *Mr. Ruckmeyer.* Mein erster Patient. Ich werde mir wirklich große Mühe geben, gut auf ihn aufzupassen.

Vor den Nachmittagsvisiten gibt es viel zu tun. Als erstes – und das ist das Wichtigste – muss man eine Patientenkarte anlegen. Eine 10 x 15 Zentimeter große Karteikarte, auf der die wesentlichsten medizinischen Informationen über den Fall stehen. Wie eine Mini-Patientenakte. Man trägt sie in der Kitteltasche und liest bei der Visite von ihr ab.

Sie hilft einem, wenn man vor allen anderen mit Fragen bombardiert wird – »Wie war der Blutdruck heute Morgen? Wie war die CT vor drei Tagen?« Ein nervöser Medizinstudent kann sich nicht auf sein Gedächtnis verlassen, wenn er im Schwitzkasten der Visite Informationen liefern soll. Also braucht er eine Patientenkarte. Das ist wie Fahrradfahren mit Stützrädern.

Ich gehe zum Schwesternzimmer, um mir Mr. Ruckmeyers Patientenakte in allen Einzelheiten anzusehen. Jeden Abschnitt – Seite für Seite, Zeile für Zeile: Informationen über Beruf und Krankenversicherung, Krankheitsgeschichte, Untersuchungsergebnisse, Notizen von Ärzten, Krankenschwestern, Therapeuten und Fachärzten über den täglichen Fortschritt, Labor- und Röntgenberichte ... Die wichtigsten Informationen übertrage ich auf meine Krankenkarte.

Nach dem ersten Durchgang habe ich *sieben* Karten. Viel zu viel. Der Chef erwartet eine, höchstens zwei. Er wird mich bei der Visite überspringen, wenn ich mich während der Vorstellung des Patienten durch sieben Karten wälze. Doch alles, was ich aufgeschrieben habe, scheint wichtig zu sein. Ich habe noch nie eine Patientenakte durchgearbeitet – was kann ich weglassen? Und wenn sie irgendeine obskure Hintergrundinformation von mir wollen, die ich nicht habe? Dann stehe ich da und weiß nicht, was ich sagen soll, während mich alle erwartungsvoll ansehen. Denn er ist mein Patient, und man erwartet, dass ich es weiß ...

Ich zerreiße die sieben Karten in ordentliche kleine Schnipsel, schiebe sie zur Seite und beginne von vorn.

Blättere die Seiten der Akte vor und zurück. Benutze immer mehr Abkürzungen. Versuche, mit verschiedenen Farben zu schreiben. Zahlreiche Pfeile. Zweiter Durchgang – viereinhalb Karten. Noch immer viel zu viel.

Nun werde ich etwas panisch, denn mir bleiben nur noch wenige Stunden bis zur Visite, und ich bin noch nicht sehr weit gekommen. Also noch einmal – all diese Informationen auf zwei, allerhöchstens drei Karten reduzieren. Jetzt einen Gang schneller – ich ziehe den Mantel aus, nehme alle Blätter aus der Akte heraus und verteile sie auf dem Tisch. Ich muss etwas herausstreichen, konzentriere mich auf die harten medizinischen Fakten und lasse alle persönlichen Hintergrundinformationen weg …

»Einen neuen Medizinstudenten erkenne ich immer sofort.« Eine verschrobene Krankenschwester mit dicken Knöcheln belauert mich wie ein Raubvogel und beobachtet, wie ich mich abmühe. »An den Schultern. Hochgezogen bis zu den Ohren. Erster Tag im Krankenhaus, richtig? Versuchen, alles auf eine Karte zu bekommen – richtig? Sie können noch weitermachen. Erst mal. Aber in zwei Stunden bringe ich diese Akte – ordentlich zusammengelegt – in die Radiologie zu Mr. Ruckmeyer. Bis dahin sind Sie besser fertig, sonst gibt's Ärger.«

Jetzt wird es Zeit, zu einem dünneren Stift überzuwechseln. *Mr. Ruckmeyer, ein achtundsiebzigjähriger Mann, wurde vor einer Woche mit »Gewichtsverlust mit unklarer Genese« eingeliefert. Sollte »enterale Ernährung« bekommen.* Enterale Ernährung? Ich schlage den Begriff im Lehrbuch nach; er bedeutet, Flüssignahrung durch einen Schlauch zu verabreichen, der durch die Nase und die Speiseröhre in den Magen geführt wird. Hier steht, dass dies bei Patienten mit Schluckstörungen erforderlich ist, zum Beispiel bei einer Lähmung nach einem Schlaganfall. Aber nirgendwo in der Akte wird erwähnt, dass Mr. Ruckmeyer einen Schlaganfall hatte oder irgendein anderes offensichtliches medizinisches Leiden, das normales Schlucken und die Verdauung beeinträchtigt. Allerdings hat er im Monat vor der Einlieferung zehn Kilo abgenommen.

Das Buch enthält ein ganzes Kapitel über »Gewichtsverlust mit unklarer Genese«. Und nennt eine ganze Einkaufsliste möglicher Ursachen. Krebs. Infektion. Hyperthyreose. Anämie. Darmerkrankungen. Während seiner ersten Woche im Krankenhaus wurden viele Spezialisten konsultiert und eine Menge Untersuchungen durchgeführt – Bluttests, Röntgenaufnahmen, Untersuchungen aller größeren Organe und Körperöffnungen. Ich kürze sie alle ab, liste sie in einer Spalte auf meiner Karte auf und schreibe jeweils »normal« dahinter.

Nach sieben Tagen Zwangsernährung mit einer Sonde hatte er zwei Kilo zugenommen. Die täglichen Notizen der Schwestern wiederholen sich: *Mr. Ruckmeyer ist niedergeschlagen, will nicht sprechen … weigert sich, selbstständig zu essen oder zu trinken … macht keine Versuche, aufzustehen und herumzulaufen, weigert sich, fernzusehen.* Vom heutigen Morgen stammt der Eintrag: *War unruhig und verwirrt, als er aufwachte. Wir mussten ihn mit mehreren Schwestern beruhigen …*

Das ist der letzte Eintrag in der Akte. Insgesamt zweieinhalb Karten; in sehr kleiner Schrift, mit vielen Pfeilen, die mich lenken. Ein kleiner Sieg am ersten Tag. Es ist das

Beste, was ich zustande gebracht habe, da ich es nicht auf einen Mikrofilm packen kann.

Nächster Schritt – Mr. Ruckmeyer in seinem Zimmer 444 am Ende des Ganges untersuchen. Ich stecke eine leere Karte in meine Tasche, um meine Ergebnisse zu notieren. Überprüfe die schwarze Tasche – alles ist startbereit, die Instrumente, die ich zuerst brauche, liegen ganz oben.

Zimmer 444. Ich klopfe an die Tür. Keine Reaktion. Schläft er? Oder ist er im Bad? Ich habe Hemmungen, in seine Privatsphäre einzudringen. Und ich bin nur ein Medizinstudent ... Doch er sollte die Vorgehensweise in einem Lehrkrankenhaus kennen und verstehen, dass wir alle hier sind, um zu lernen. Vorsichtig öffne ich die Tür, nur ein kleines Stück, und spähe hinein. Da liegt der alte Mann – auf dem Rücken, unter der Decke. Er ist wach – seine Augen sind geöffnet, aber sie starren in eine andere Richtung. Vielleicht hört er schlecht. Ich muss es auf meiner Karte notieren. Da ist die Sonde, an seiner Nase festgeklebt und an die Pumpe angeschlossen, die neben dem Bett steht.

Geh. Ich gehe hinein und stelle mich vor. Keine Antwort. Seine Augen wirken wachsam, aber schwach; ziellos sehen sie in die Ferne. Wie eine Statue. Abgesehen von einem trockenen, harten Schlucken rührt er sich nicht, sieht mich nicht an. Ist er verärgert? Habe ich ihn gestört?

»Dr. Corrigan hat mich beauftragt, nach Ihnen zu sehen.«

Diese Erklärung verleiht meinem Auftreten nicht unbedingt größere Glaubwürdigkeit, denn er liegt einfach nur da, sein bleicher, eingefallener Oberkörper verschmilzt mit der weichen Kontur der weißen Laken um ihn herum. Sein leeres, ausdrucksloses Gesicht macht keine Anstalten, sich mir zuzuwenden und mich zu beachten.

Soll ich hinausgehen oder es noch einmal versuchen? Auf so eine Situation hat uns der Chef nicht vorbereitet. Ich muss meinen Patienten vor der Visite untersuchen, damit ich seinen Fall vorstellen kann. Also packe ich besser meine Tasche aus und sehe, was passiert.

»Ich messe zuerst mal Ihren Puls.« Behutsam nehme ich sein Handgelenk zwischen Daumen und Zeigefinger. Radialispuls. Er ist schwach, kaum spürbar. Noch schwächer als die winzige Arterie, die in meinen eigenen nervösen Fingerspitzen pulsiert. Ich zähle die Schläge in zehn Sekunden – multipliziere dann mit sechs. Trage es auf meiner Karte ein. Seine Hände sind rau und trocken, die Finger gekrümmt, mit dicken, knorrigen Knöcheln. Brüchige Fingernägel, gelblich und mit tiefen Rillen. Keine Spannung in den Fingern.

»An Ihren Händen kann ich sehen, dass Sie hart gearbeitet haben, Sir.«

Er drückt meine Hand – ganz leicht. Zieht beinahe an ihr. Kaum zu spüren. Ich sehe in sein Gesicht – seine glasigen Augen erwidern meinen Blick, sehen mich eine Weile an, stellen sich scharf, als wollte er etwas sagen …

Ein kühler Luftzug, der von hinten über meinen Nacken streicht, erschreckt mich …

»Sie müssen Ihre Untersuchung später fortsetzen.« Seine Krankenschwester steht in der offenen Tür. »Mr. Ruckmeyer wird in der Radiologie erwartet, es müssen noch mehr Röntgenaufnahmen gemacht werden.«

Ich gehe besser mittagessen. Während des Medizinstudiums wird man schon früh gewarnt: Nutzen Sie jede Gelegenheit, die sich ihnen bietet, um etwas zu essen; egal ob Sie Hunger haben oder nicht. Denn man weiß nie, wann die nächste Chance kommt. Man wird ebenfalls gewarnt, dass die einzige sichere Strategie, das Essen der Krankenhaus-Cafeteria auf lange Sicht zu überleben, darin besteht, es schlichtweg zu vermeiden. Also bringt man sein eigenes Essen mit oder besorgt sich etwas. Ich stelle mich an und nehme einen Becher Joghurt und eine Banane. Vor mir stehen zwei nervöse Medizinstudenten in der Schlange, die ebenfalls darauf warten, ihren Joghurt und ihre Banane zu bezahlen, und offenbar ihre Notizen vergleichen.

»Was? Du hast heute Morgen schon Visite gemacht? Soll das nicht jeder erst heute Nachmittag machen?«

»Eigentlich schon. Aber mein Chef hat beschlossen, heute zweimal zu gehen. Es war schrecklich. Ich wurde vor dem kompletten Team niedergemacht, als ich dran war.«

»Warum? Was lief denn schief?«

»Das hier.« Der Student mit dem Heidelbeer-Joghurt hatte acht Karten vollgeschrieben. »Ich habe sie alle fallen gelassen, als ich an der Reihe war. Konnte sie nicht wieder in die richtige Reihenfolge bringen. Der Chef hat mich ständig nach dem Blutdruck gefragt; aber die Karten waren alle durcheinander. Dann sagte er immer wieder, dass es viel zu viele Karten wären und ich morgen einen Karteikasten zur Visite mitbringen müsste. Bis heute Nachmittag muss ich sie auf einige wenige Karten reduziert haben. Meine Beurteilung ist dahin.«

Ich gehe besser zurück zur Station, da ich vor der Nachmittagsvisite mit der Untersuchung meines Patienten fertig sein muss. Auf dem Weg dorthin kann ich der Verlockung nicht widerstehen, einen Umweg über die Neugeborenenstation zu machen und einen Blick durch das Fenster auf all die kleinen warmen Bündel mit weichen, rosafarbenen Babys in ihren Bettchen zu werfen. Was für ein Unterschied zur Erwachsenenstation. Hier besteht nicht die Notwendigkeit von Zwangsernährung mit einem Schlauch – diejenigen, die Hunger haben, setzen äußerst eindringlich ihren starken Willen ein, um an ihr Ziel zu gelangen. Jedes einzelne ist so erpicht darauf, in den Kampf zu ziehen: schreien, gähnen, trinken, schlafen. Dieser ganze Optimismus, der durch das Fenster scheint, wie die ersten grünen Triebe, die durch die feuchte Aprilerde dringen.

Nur noch eine knappe Stunde bis zur Nachmittagsvisite. Und bis ich dem Team das erste Mal etwas über Mr. Ruckmeyer erzählen muss. Er ist vom Röntgen zurück, denn seine Akte ist wieder im Schwesternzimmer. Ich sehe meine Karten noch einmal durch und übe in Gedanken den bevorstehenden Vortrag, während ich über den Flur gehe: *Mr. Ruckmeyer, ein achtundsiebzigjähriger Mann, der vor einer Woche wegen eines Gewichtsverlusts von zehn Kilo eingeliefert wurde …*

Ich klopfe an die Tür von Zimmer 444. Keine Reaktion. Ich öffne sie, gerade weit genug, um zu sehen, dass es drinnen völlig dunkel ist. Die Luft riecht muffig, wie der wollene Wintermantel meines Großvaters. Ich muss lange hinsehen und kann die Umrisse des alten Mannes im zerknitterten Schlafanzug, der dem Fenster zugewandt, mit dem Rücken zu mir, auf der Seite liegt, kaum erkennen. Das einzige Geräusch ist das kaum hörbare Surren der Ernährungspumpe.

»Entschuldigung, Mr. Ruckmeyer«, rufe ich mit gedämpfter Stimme.

Keine Reaktion.

Ich räuspere mich noch einmal. »Mr. Ruckmeyer?«, flüstere ich etwas lauter.

Keine Reaktion. Er müsste mich gehört haben, wenn er wach wäre. Ich störe ihn lieber nicht; nach den Verhaltensregeln des Krankenhauses soll ein Medizinstudent niemals einen schlafenden Patienten wecken, um eine Routineuntersuchung durchzuführen. Nach der Visite werde ich zurückkommen und die restlichen Untersuchungen machen. Zumindest kann ich dem Chef sagen, dass ich es versucht habe – und zwar zweimal.

Hinten am Ende des Ganges versammelt sich das Team zur Visite. Ich halte meine Karten in der Hand. *Nicht fallen lassen. Halte sie in der richtigen Reihenfolge, folge den Pfeilen.* Ich habe bereits beschlossen, heute keine Fragen zu stellen, sondern mich einfach nur im Hintergrund zu halten und zu beobachten, was sie machen. Denn es wird meine ganze Konzentration erfordern, dem Team meinen Patienten vorzustellen.

Wir beginnen mit dem langsamen, systematischen Vorgang der Visite, bewegen uns von Tür zu Tür, und jedes Mitglied des Teams trägt die neuesten Informationen über seinen Patienten vor. Dr. Corrigan ist sehr konzentriert. Er hört jedem Vortrag genau zu; manchmal nickt er, wenn er ausführlich genug ist, manchmal stellt er ein oder zwei Fragen, manchmal gibt er eine belehrende Erklärung. Dabei macht er sich Notizen auf seiner Liste. Wenn es etwas Neues zu sehen gibt oder sich etwas Bekanntes geändert hat, zwängen wir uns langsam in das Zimmer des Patienten und drängen uns alle dicht um die drei Seiten des Bettes herum. Der leitende Assistenzarzt geht immer zuerst ins Zimmer und stellt sich rechts neben den Patienten. Die Medizinstudenten kommen immer als Letzte und gehen als Erste.

Für einige der älteren Patienten, die krank und einsam sind und immer schwächer werden, ist die Visite der einzige Lichtblick am Tag – der einzige Moment, an dem sie mit jemandem Kontakt haben, die einzige Zeit, in der sie überhaupt jemand ansieht, beachtet und fragt: »Wie geht es Ihnen?« Man sieht, dass einige der älteren Damen sich unmittelbar bevor wir gekommen sind, zurechtgemacht haben, ihre Haare gekämmt oder Lippenstift aufgetragen haben. Mit ihren verletzlichen, wachsamen Augen beobachten sie abwartend jede deiner Handbewegungen. Es ist nicht leicht, die Visite zu beenden und ihr Zimmer zu verlassen, um zum nächsten Patienten zu gehen, wenn sie sich unterhalten möchten – sich verzweifelt unterhalten möchten, um in Erinnerung zu bleiben, indem sie einem ein kleines bisschen über sich, über ihr Leben erzählen.

Doch es gibt auf der Station immer noch mehr Arbeit, um die wir uns kümmern müssen – also ziehen wir weiter, sobald eine Vorstellung beendet ist.

Ungefähr nach der Hälfte des Rundgangs ertönt eine Durchsage über unseren Köpfen: »Dr. Corrigan, bitte melden Sie sich im Schwesternzimmer.« Er verschwindet für circa zehn Minuten. Die angespannte Atmosphäre der Visite ist unterbrochen, und ich habe die Gelegenheit, mich von den anderen abzuwenden und meine Karten durchzusehen. *Halte sie in der richtigen Reihenfolge, folge den Pfeilen.* Meine Handflächen sind ganz feucht.

Als Dr. Corrigan zurückkehrt, fragt er: »Wo waren wir stehen geblieben?«, und das Team geht weiter den Flur entlang. Fast bis zum Zimmer meines Patienten, 444. Ich hoffe, dass es richtig war, meine Untersuchung von Mr. Ruckmeyer zu verschieben, um seinen Schlaf nicht zu stören. Denn ich kann das Team trotzdem über die wesentlichen Fakten von heute informieren: die Kalorienaufnahme, die Meinung des Facharztes, neue Untersuchungsergebnisse, die Gewichtszunahme von zwei Kilo nach sieben Tagen Zwangsernährung mit dem Schlauch ... Mein Hals fühlt sich furchtbar trocken an. In diesem Ausbildungsstadium zwingen mich meine schlechten Nerven, meinen Text wörtlich von den Karten abzulesen; doch ich werde hoffentlich bald in der Lage sein, meine Patienten aus dem Gedächtnis vorzustellen ...

Wir biegen um eine Ecke. Claire stellt ihre Patientin, Mrs. Penny, in Zimmer 443 vor. »Sie nennt mich ständig

Schwester und *Schatz*«, beschwert sich Claire. Ich zähle mit – sie benutzt *drei* Karten für ihren Vortrag; das ist eine halbe Karte mehr, als ich habe. Und vom Chef kommen keine kritischen Bemerkungen.

Wir setzen uns wieder in Bewegung. Ich bin als Nächster dran. Jetzt geht es los, Zeit, nach vorne zu gehen …

Aber Dr. Corrigan geht an Zimmer 444 vorbei und auf Zimmer 445 zu.

Moment mal – da stimmt doch etwas nicht. Warum hat er meinen Patienten ausgelassen? Keine Frage; nach meinen Karten ist es Zimmer 444 – die vorletzte Tür. Obwohl alle Türen gleich aussehen, weiß ich, dass Mr. Ruckmeyer genau hinter dieser Tür liegt, weil ich ihn eben noch darin gesehen habe. Vielleicht ist es dringend, den Patienten in Zimmer 445 zu besprechen, und wir kehren danach zu 444 zurück.

Ich beeile mich, das Team einzuholen. *Als Nächstes muss ich drankommen.* Doch nachdem wir in Zimmer 445 fertig sind, gehen wir weiter zu Zimmer 446. *Ich muss etwas dazu sagen, dass man mich ausgelassen hat – ich muss mich melden …*

»Entschuldigung, Dr. Corrigan, ich möchte nicht unterbrechen, aber was ist mit meinem Patienten, Mr. Ruckmeyer? Der achtundsiebzigjährige Herr, der vor einer Woche wegen eines Gewichtsverlusts mit unklarer Genese von zehn Kilo eingeliefert wurde und zwangsernährt wird – in Zimmer 444?«

Er sieht kurz zu mir nach hinten, dann hinunter auf seine Patientenliste und antwortet beiläufig: »Oh, Sie?« Er spricht meinen Nachnamen falsch aus, lässt die letzte

Silbe weg, so wie ich heute Morgen, als es mir die Sprache verschlug und ich keine Luft mehr bekam, während ich mich vorstellte. »Habe ich ihn Ihnen zugewiesen? Tja, es sieht so aus, als müssten wir Ihnen einen anderen Patienten besorgen.«

»Warum?«

»Weil Mr. Ruckmeyer soeben gestorben ist.«

»Wie bitte?!«, platze ich heraus. Mir wird ganz heiß vor Panik – Panik und Verwirrung –, weil ich seinen Worten keine Bedeutung zuordnen kann. *Seine Worte?* Alles, was ich weiß, ist, dass sie eine Bedrohung für mich darstellen. *Ist das ein Scherz? Was habe ich falsch gemacht? Ich habe ihn einfach da liegen gelassen – habe ich etwas übersehen, und nun ist mein erster Patient tot? Genau hinter dieser Tür?*

Man hat mich vom Mutterschiff losgeschnitten – und ich sinke schnell. Die anderen Teammitglieder starren mich an – aber ich merke es gar nicht, bin verlegen und geschockt. Das Einzige, wozu ich in der Lage bin, ist, einen sinnlosen Blick auf den jetzt verschwommenen, mit Farben kodierten Text auf meinen Karten zu werfen und anschließend wieder meinen Chef anzusehen …

»*Gestorben?* Wann denn?«, frage ich.

»Wahrscheinlich vor ein paar Stunden. Er war schon kalt, als die Schwester hineinging, um ihm seine Flüssignahrung zu geben.«

»*Schon kalt? Aber … was ist passiert?*«

»Keine Ahnung. Wahrscheinlich hat er einfach aufgegeben. Lassen Sie uns weitermachen.«

Das ist das Letzte, was ich am ersten Tag meines Stationsdienstes hörte und verarbeiten konnte.

Nach der Visite kehre ich zum Schwesternzimmer zurück, um Mr. Ruckmeyers Akte noch einmal durchzusehen. An die oberste Seite ist ein offiziell aussehendes Formular geheftet – auf dem in großen schwarzen Buchstaben »Totenschein« steht. Ausgefüllt und unterschrieben von Dr. James Corrigan. Ich überfliege es – unten in der Zeile »Todesursache« steht: »*Fehlender Lebenswille*«.

Fehlender Lebenswille? Das wurde nirgendwo in der Akte als mögliche Diagnose erwähnt. Ich durchsuche die Abschnitte, die ich nicht in meine Karten aufgenommen habe. Unter »Persönliche Angaben: Fredrick Ruckmeyer« steht: Aktueller Wohnort – Springdale-Pflegeheim. Frühere Tätigkeit – Farmer, länger als 60 Jahre, im Ruhestand; Farm der Familie wurde kürzlich versteigert. Nahe Verwandte – keine; war 52 Jahre lang verheiratet; Frau starb vor sechs Monaten an Brustkrebs; das einzige Kind, ein Sohn, ertrank im Alter von zehn Jahren …

Ich zerreiße meine ungültig gewordenen Karten und werfe sie in den Papierkorb. Ich brauche etwas Greifbares, um dieses Vakuum in meinem Erlebnis zu füllen, etwas, das ich vielleicht in Zimmer 444 finde. Wieder stehe ich vor der Tür; wieder zögere ich hineinzugehen. Ich fühle mich gezwungen, die Regeln zu beachten, klopfe also zuerst; wieder keine Reaktion. Als sich die Tür hinter mir schließt, verstummt das geschäftige Summen auf dem Gang und wird von einer anderen Art der Verzerrung abgelöst.

Im Zimmer brennt wenig Licht, es gibt keine Bewegung – die Luft ist stickig und schwer. Die Gardinen vor den Fenstern sind zugezogen. Pumpe und Schlauch der

Ernährungsmaschine sind entfernt worden. Vor mir liegt der alte Mann, auf dem Rücken – sein Mund ist geöffnet, als würde er schreien. Nur er und ich hier in dieser bizarren Situation. Die leblose Hülle liegt verdorrt auf dem schmalen Bett, auf Laken, die man waschen und wieder benutzen wird. Auf dem Nachttisch steht ein neues Paar Krankenhaus-Schlappen, eingewickelt in eine Plastiktüte, ein leerer Wasserkrug, ein Tablett mit einigen unbenutzten Styroportassen, ein eingerissenes Polaroidfoto mit einem Mann, einer Frau und einem Jungen auf einer Farm …

Meine Ohren sind heiß, und der merkwürdige metallische Geschmack in meinem Mund ist auch mit Schlucken nicht wegzubekommen. *Einfach aufgegeben? Das reicht aus?* Näher kann ich nicht herantreten, sonst bekomme ich Probleme, diese schlechte Luft einzuatmen. Ich kann nicht sprechen, auch wenn Sprechen nicht die einzige Möglichkeit wäre, zu meinem Seelenheil beizutragen. Obwohl das Leben des alten Mannes erloschen ist, hat er jetzt viel mehr Kraft als ich – viel mehr Kraft, denn er ist nicht verwirrt.

Diese geisterhafte Stimmung verdickt die Luft. Das Schreckgespenst der endgültigen Zerstörung, der unwiderruflichen Transformation, hat eine sensationelle Dauerhaftigkeit, die ich bisher noch nicht erlebt habe. Ich will es wegschieben – doch ich will auch näher herankommen. Die in Zimmer 444 enthaltene Realität ist schlagartig von der Bildfläche verschwunden. Denn die Worte in der Vergangenheit dieses alten Mannes – die Ambitionen, Sehnsüchte und Enttäuschungen, die Leiden, Erfolge und Fehlschläge eines Menschen, der sich in diesem kurzen Intervall, das man ein Leben nennt, dem Kampf gestellt hat –, sie liegen nun alle hinter ihm, schallen in die immer kleiner werdende Spirale der Ewigkeit hinein …

Lebenswille. Ich erinnere mich, dass ich erst viel später in meiner beruflichen Laufbahn, nachdem ich viele ähnliche Fälle erlebt hatte und sie allmählich besser verstand, an die Todesumstände von Mr. Fredrick Ruckmeyer zurückdachte. Man sagt immer, dass die meisten Menschen aufrichtig sterben. Aber ein alter Mann ist wie ein Mikadospiel – zu oft anstoßen, und man hat verloren. Er muss gewusst haben, dass seine Zeit vorüber war. Er muss an seinem Todestag von einem anderen *Willen* bezwungen worden sein. Von einer wesentlich stärkeren Macht als unserer Medizin. Eine mysteriöse, unsichtbare Kraft, die jenseits der Logik von Wissenschaft und Zahlen arbeitet, um Resultate zu erzielen. Der Wille zu leben kann zu überraschender Heilung führen, wenn es keine Hoffnung mehr zu geben scheint – und wenn der Lebenswille fehlt, so wie bei meinem ersten Patienten, Mr. Fredrick Ruckmeyer, kann dies selbst die bewährteste Behandlung von völlig alltäglichen Beschwerden scheitern lassen.

Ich musste es akzeptieren – das Zugeständnis, dass der *Lebenswille* die Voraussetzung für alles war, dass er viele Gesichter hat und weiterhin die Grenzen meiner beruflichen Fähigkeiten abstecken würde, sei es als Verbündeter oder als Feind.

Unerklärlicher Einsatz

22. SEPTEMBER 1981
PÄDIATRIE
KINDERKRANKENHAUS

Offenbar biege ich immer irgendwo falsch ab, egal wie oft ich durch diesen medizinischen Komplex laufe. Er wirkt eher wie ein Flughafen – Tunnel, Eingangshallen, Fahrstühle, Schilder mit Pfeilen, die in alle möglichen Richtungen zeigen. Wie finden sich die Leute hier zurecht? Ich verlaufe mich immer noch, obwohl ich schon hundert Mal durch dieses geschäftige Gebäude gegangen bin.

Cafeteria. Wäre ich noch an der medizinischen Fakultät, würde ich hier nach links schwenken und dem roten Gang zum Bezirkskrankenhaus folgen. Doch jetzt, während meiner Facharztausbildung in der Pädiatrie, biege ich nach rechts ab und gehe den blauen Gang entlang zum Kinderkrankenhaus.

Kinderkrankenhaus. Offenbar war es eine hervorragende Idee, den Entschluss zu fassen, sich auf Pädiatrie zu spezialisieren. Ich habe mich dazu entschlossen, weil ich frustriert war, nachdem ich so viele Erwachsene mit medizinischen Problemen gesehen hatte, die aus ihrer eigenen Gleichgültigkeit resultierten, daraus, dass sie sich selbst schadeten und keine Verantwortung übernehmen wollten – sie rauchten Zigaretten, tranken Alkohol, hatten Übergewicht und waren aus der Form geraten, nahmen ihre Medikamente nicht. Müsste man sich als praktizierender Arzt ausschließlich um kranke Erwachsene kümmern, hätte ich möglicherweise ganz davon Abstand genommen, diesen Beruf zu ergreifen.

Pädiatrie war eine gute Wahl. Auch wenn ich gelegentlich daran erinnert werden muss – zum Beispiel nach einer harten Nachtschicht oder wenn mein Pieper einfach nicht aufhören will, sich zu melden. Dann gehe ich in die Cafeteria, biege nach links ab und laufe über den roten Gang zum Bezirkskrankenhaus. In den vierten Stock, in die onkologische Abteilung der HNO-Station. Eigentlich sollte ich hier ein Schild aufhängen, um an den Ort zu erinnern, an dem ich beschloss, mich auf Pädiatrie zu spezialisieren. Es war während des letzten Jahres meines Medizinstudiums. Wir mussten mit einer kompletten Station von Erwachsenen fertig werden, die an Kehlkopfkrebs litten, nachdem sie viele Jahre geraucht hatten. Bei ihnen war eine radikale Halsoperation erforderlich, um den Kehlkopf zu entfernen – man musste ihre befallenen Stimmbänder und die Luftröhre herausschneiden. Danach konnten sie nicht mehr sprechen und mussten durch einen Plastikschlauch atmen – die Trachealkanüle –, die vorne in ihren Hals eingesetzt wurde. An meinem ersten Arbeitstag fragte ich den Chef, wo die ganzen Patienten seien. »Ich bin den Flur auf und ab gegangen – alle Zimmer sind leer«, erklärte ich. Er schlug vor, im Fernsehraum nachzusehen. Dort fand ich sie: zweiundzwanzig sprachlose Männer in Schlafanzug, Morgenrock und Plastikschlappen, die ruhig dasaßen und eine Fernsehshow guckten – und dabei durch ihre Trachealkanüle Zigaretten rauchten.

Durch ihre Trachealkanüle Zigaretten rauchten? Um es vor der Öffentlichkeit zu verbergen, trugen manche ein Halstuch; der Stoff war mit brauner Tabakspucke beschmutzt. Sie husteten einen dicken blutigen Schleim aus dem Schlauch, mussten das Ende mit einem Finger bedecken, um ein paar unverständliche Worte brummen zu können. Einer fragte mich nach Streichhölzern. *Streichhölzer? Hast du denn gar nichts gelernt?*

Immer wenn ich zurück in die onkologische Abteilung der HNO-Station gehe, um mich zu erinnern, fällt mir wieder ein, wie schwierig es in diesem Ausbildungsabschnitt war, mein Bestes für sie zu geben.

Dann denke ich an meine Zeit in der Pädiatrie zurück, wo ich ein paar Monate später war. Dort war es anders. Auf dem Gang lagen Spielsachen herum, an den Türen und Fenstern klebten mit Fingerfarbe und Buntstiften gemalte Bilder, überall leuchtend bunte Schlafanzüge und Kinderstühle. Die Kinder sind immer unschuldig; sie sind nie für ihre medizinischen Probleme verantwortlich. Daher konzentrieren sich die Bemühungen des Arztes auf den sinnvolleren Bereich der Vorbeugung oder darauf, angeborene Schäden zu beheben. Es ist viel zufriedenstellender, die großartige Heilungskraft ihres jungen, gesunden Gewebes zu unterstützen und die Mithilfe von Eltern zu fördern, die so stark motiviert sind, alles Notwendige zu tun, damit es ihrem Kind besser geht.

Ich erinnere mich wieder. Und kann zurück an die Arbeit im Kinderkrankenhaus gehen. Bestärkt in meinen Gründen; dankbar für den Unterschied und die Wahl.

Freitagnachmittag – die Woche im Kinderkrankenhaus geht zu Ende. Ich bin müde, freue mich aufs Wochenende und habe gerade meine letzten Notizen fertiggeschrieben, als Roxanne – eine der Schwestern – auf mich zukommt und sich hinsetzt.

»Darf ich Sie kurz stören?«, fragt sie schüchtern.

»Schießen Sie los.«

»Ich weiß nicht genau, wie ausgebucht Sie mit Klinikpatienten sind. Aber es gibt da eine Familie – eine Mutter mit Sohn –, der Junge muss jetzt fünf Jahre alt sein. Sie kommen schon von Anfang an hierher und haben immer noch keinen festen Klinikarzt. Jemand, der sie wirklich kennt. Also sehen sie, jedes Mal wenn sie kommen, einen anderen Arzt, und die Mutter muss immer wieder von vorn anfangen, den ganzen Krankheitsverlauf von Anfang an erklären – seine medizinischen Probleme, seine Medikamente, welche Spezialisten er aufsucht, alles. Das muss sehr frustrierend für sie sein – meinen Sie nicht?«

»Nun, ja – ich …«

Roxanne steht auf und sieht mich an, beinahe erregt. »Und sie kann eigentlich gar nicht weiterkommen mit dem Jungen, weil es keinen Arzt gibt, der für alles verantwortlich ist. Deshalb habe ich überlegt, ob Sie vielleicht in Ihrem Terminkalender noch Platz für sie haben. Die Mutter ist so – *so gewissenhaft*. Ihr Sohn ist ihr Leben. Nie beschwert sie sich, sie verpasst keinen Termin, gibt ihm immer seine Medizin. Ich glaube, es würde sehr helfen, wenn Sie jemanden hätte, der ihr zuhört. Sie scheinen ein guter Zuhörer zu sein.«

Wie bitte? Ein echtes Kompliment? Mein erstes als Arzt. Was soll ich dazu sagen?

»Sicher, Sie haben Recht. Ja, dann rufen Sie sie an und machen einen Termin aus – in den nächsten Wochen. Wie heißt der Junge?«

»*Wirklich?* Oh, wunderbar. Sind Sie sicher? Vielen, vielen Dank. Sie wird sich so freuen. Am besten rufe ich sie sofort an, noch vor dem Wochenende. Dann kann sie Anfang nächster Woche kommen. Vielleicht schon am Montag. Warum nicht Montagnachmittag? Nachmittags ist am besten für sie, weil sie den Krankenbus nehmen muss, um hierher zu kommen. Vielen, vielen Dank.«

»Es ist mir recht. Wie heißt der Junge?«

»Clement. Clement Knight. Aber seine Mutter nennt ihn Clem.«

Bis zum nächsten Montag, als ich beim Blick auf meinen Terminkalender den Namen »Clem Knight« in der Nachmittagssprechstunde entdecke, hatte ich nicht viel darüber nachgedacht. Noch eine Stunde bis zu seinem Termin. Zeit, um in der Ärzte-Cafeteria mittagessen zu gehen.

»Hallo. Haben wir richtig gehört?«, fragt mich einer der Ärzte in der Schlange.

»Was denn?«

»Wir haben gehört, dass du jetzt Clem hast.«

»Clem hast?«

»Du weißt schon – Clem Knight«, sagt ein anderer. »Dein neuer Klinikpatient. Wir haben gehört, dass er ab sofort dein Patient ist. Roxanne, richtig? Sie hat uns alle gefragt. Die älteren Ärzte haben uns davor gewarnt, als wir hierher kamen.«

»Den Teil der Einführung habe ich wohl verpasst«, murmele ich.

»Man nennt ihn den ›Schlauchjungen‹ – weil er an so viele Geräte angeschlossen ist. Warte ab, bis du seine Akte siehst ...«

Schlauchjungen ... warte ab, bis du seine Akte siehst ... Nachdem ich mein Essen bezahlt habe, sitze ich völlig allein an einem leeren Tisch. Aber mir ist der Appetit vergangen, weil ich mir so viele Gedanken mache, worauf ich mich da eingelassen habe. Also gehe ich in die Abteilung, wo die Krankenberichte aufbewahrt werden, um vor meinem Dienst in Clems Akte zu sehen. Ich bitte die zuständige Angestellte, sie mir herauszuholen – und sie kehrt mit fünf dicken Ordnern Unterlagen zurück.

»Wir haben noch vier weitere Ordner auf Mikrofilm«, erklärt sie. »Geben Sie mir Bescheid, wenn Sie die auch haben möchten.«

Widerwillig schlage ich den ersten Ordner auf. Ganz oben liegt ein Formular, das alle Mütter ausfüllen müssen, wenn sie in die Sprechstunde kommen – es nennt sich »Erste Entwicklungen«. Darin tragen sie die Meilensteine in der Entwicklung ihrer Kinder ein: »Hielt den Kopf hoch«, »saß allein«, »stand allein«, »lief«, »sprach«. Clems

Formular ist leer, lediglich waagerechte Striche sind in den Feldern. Ganz unten ist es von Mrs. Knight unterschrieben. Ich prüfe noch einmal das Geburtsdatum – *ist er wirklich fünf Jahre alt?*

Meine schlimmsten Befürchtungen sind bestätigt – der Junge ist schwer behindert, ein enorm komplexer Patient mit etlichen schwierigen medizinischen Problemen, die alle miteinander verbunden sind. Verschlungen. Und ich bin ab sofort derjenige, der sich darum kümmern soll. Ich habe hier gerade erst mit meiner Arztausbildung angefangen, bis jetzt noch keine Probleme verursacht, gebe gern zu, dass ich keine Ahnung habe, und schon beginnt mir die Sache über den Kopf zu wachsen …

Ich komme zu spät zur Station. Muss so viel wie möglich von dem Bericht überfliegen. Aber wo soll ich anfangen bei diesem Berg von Informationen? Es ist, als würde ich die Gelben Seiten von Manhattan durchlesen. Am besten fange ich mit dem Klinikabschnitt an, denn höchstwahrscheinlich werde ich heute auf die gleiche Art von Problemen treffen.

Ich blättere Clems Bericht durch, und als ich aufgebe, habe ich weit mehr als *100* Krankenhausbesuche gezählt – *in nur fünf Jahren*! Clem ist im Laufe der Zeit von fast jedem Arzt aus der Pädiatrie behandelt worden. Aber keine Unterschrift eines Arztes taucht zweimal auf. Also ist niemand für seine langfristige Betreuung verantwortlich – niemand hat je einen langfristigen Behandlungsplan aufgestellt. Von Zeit zu Zeit fühlte sich der eine oder andere Arzt zu dem Versuch veranlasst, einen Teil seiner komplexen medizinischen Behandlung zu verändern. Doch jeder

Versuch war fehlgeschlagen, und beim nächsten Krankenhausbesuch war Clem wieder da, wo er angefangen hatte. Vielleicht hat Roxanne Recht – vielleicht könnte Clem Fortschritte machen, wenn eine Person es in die Hand nähme und dabeibliebe, wenn einer die gesamte Verantwortung dafür übernähme, die Veränderungen zu überwachen. Vielleicht.

Ich höre sie, bevor ich sie sehe. Ein großer Tumult – fast die gesamte Belegschaft wird benötigt, um den Krankenhausgang freizuräumen, die Tische, Stühle und Geräte zur Seite zu stellen, damit Mrs. Knight Clem in seinem breiten Rollstuhl navigieren kann – der mit den an der Rückenlehne befestigten Luftballons und den bunten Radspeichen. Der Rollstuhl transportiert auch Clems Lebenserhaltungssystem: das Beatmungsgerät, das Sauggerät, den Herzmonitor, drei große Wickeltaschen mit seinen Medikamenten und sonstigen medizinischen Hilfsmitteln … Jeder begrüßt sie. Selbst der Hausmeister, der den Boden wischt, kennt Clem – der irgendwo mittendrin sitzt, umgeben von dem ganzen Bollwerk seiner lebenserhaltenden Maschinen. Fünf Minuten vor ihrem Termin.

»Sie müssen sich nicht beeilen«, rät mir eine der Schwestern. »Die beiden brauchen immer eine Weile, um sich im Raum niederzulassen.«

Nachdem ich zwanzig Minuten gewartet habe, gehe ich hinein und stelle mich Mrs. Knight vor. Der Rollstuhl steht mit dem Rücken zu mir. Ich kann gerade Clems Haartolle über der Rückenlehne sehen.

»Das ist also Clem. Schwester Roxanne hat mir viel von ihm erzählt.«

»Wir kennen Roxanne. Ihr kleiner Sohn geht in unsere Spezialklinik. Er hat einen schweren Autounfall gehabt und seitdem viele Probleme. Er ist so alt wie Clem.«

»Ach, *deshalb* hat sie ...«

Ich halte rechtzeitig inne und korrigiere mich mitten im Satz: »Ach, *daher kennt* sie Sie.«

Auf den ersten Blick wirkt Mrs. Knight schüchtern und freundlich. Am Ende eines Satzes wird ihre Stimme leiser. Eine einfache Frau – sie trägt eine ausgebeulte Jeans, ein zerknittertes Sweatshirt, ausgetretene Turnschuhe. Weder Schminke noch Schmuck. Graubraune, zerwühlte Haare, ungekämmt. Nur von den silbergrauen Strähnen kommt ein wenig Glanz. Ihr Alter lässt sich schwer schätzen – irgendwo zwischen dreißig und fünfzig Jahren.

»Clem hat eine sehr lange Akte. Ich habe sie noch nicht ganz durchgearbeitet. Aber ich werde ...«

»Das macht nichts. Ich kann Ihnen sagen, wie es steht. Das ist einfacher.« Sie sieht mich nicht an, während sie spricht, scheint den Blickkontakt mit mir zu vermeiden, fast als würde sie sich für irgendetwas schämen.

Dann dreht sie den Rollstuhl herum.

Ach du liebe Güte! Ist das wirklich ein kleiner Junge? Ich versuche, ihn nicht anzustarren, versuche, meine Bestürzung beim Anblick dieser nur einen halben Meter entfernten Katastrophe zu verbergen – die verdrehten dürren Gliedmaßen, die unförmigen Klauenhände, das verzerrte Gesicht, aus dessen Mund Speichel herausläuft. *Ist das wirklich ein kleiner Junge?* Wie bei einem Hai wandern seine Augen unabhängig voneinander umher – ohne dass sie etwas fixieren oder ansehen. Der geschrumpfte Schädel umschließt ein geschrumpftes Gehirn. Das einzige Geräusch, das er von sich gibt, ist das stetige Knirschen mit den Zähnen – wie ein schweres Boot, das man über Steine schleift.

Ich habe noch nie ein Kind gesehen, dass so von der Welt ausgeschlossen ist. In einer Luftblase steckt. Er ist an so viele Schläuche, Drähte und Geräte gefesselt … Ich versuche, meine Reflexe zu kontrollieren: aus dem Zimmer zu fliehen und an einen sicheren Ort zu gelangen. Es dauert lange, bis ich mich an den entstellten Anblick gewöhnt habe, an diesen Schatten eines kleinen dasitzenden Jungen. Und bis ich mich wieder darauf konzentrieren kann, etwas zu sagen.

»Ich habe ein neues Notizbuch mitgebracht. Nur für Clems Fall. Führen Sie zu Hause ein Tagebuch?«, frage ich.

»Früher ja. Ich habe es eine Weile versucht. Aber das Schreiben hat meine Hände zu sehr beansprucht. Ich muss sie frei haben, um die Trachealkanüle in seinem Hals herauszuziehen, damit er nicht an seinem Schleim erstickt. *So wie jetzt* –«

Clem zieht noch mehr Grimassen, bemüht sich keuchend und nach Luft schnappend zu atmen – sein Gesicht ist blau angelaufen. *Er wird gleich hier auf der Stelle sterben.* Bevor ich eine Bewegung zustande bringen und reagieren kann, zieht Mrs. Knight einen Gummihandschuh an, greift nach einem langen dünnen Katheter, schließt behutsam ein Ende an das Sauggerät an, entfernt Clems Trachealkanüle vom Beatmungsgerät und saugt vorsichtig einen Teelöffel voll dickem, weißem Schleim ab. Nach einer Minute ist Clem wieder rosafarben und atmet.

»Sehen Sie, was ich meine? Es dauert nicht lange, bis es für ihn gefährlich wird. Einmal als er nach Luft schnappte und blau angelaufen war, war der Schlauch so mit Schleim verstopft, dass ich den Katheter nicht hineinbekam – also musste ich ihn von Mund zu Mund beatmen, aber durch seinen Luftröhrenschlauch.«

Hat sie gesagt von Mund zu Mund durch seinen Luftröhrenschlauch? Nachdem die ganze Aufregung vorüber ist, sage ich: »Ich habe Clems Akte mitgebracht, wir können sie also durchgehen.«

»Die anderen Ärzte haben gesagt, Clem hätte sich bei mir mit Meningitis angesteckt, als er geboren wurde. Glauben Sie, dass das stimmt?«

»Clem hatte Meningitis?«

»Als er zwei Monate alt war. Danach fingen seine ganzen Probleme an.«

Ich mache mir Notizen. Erster Teil – »Krankheitsgeschichte«. »Lassen Sie uns von vorn anfangen. Nach dem Bericht wurde Clem zum ausgerechneten Termin geboren, nach normaler Schwangerschaft und Entbindung.«

»Ja. Ich hatte Zwillinge – das andere Baby wurde tot geboren, erstickt von der Nabelschnur, die um seinen Hals gewickelt war.«

»Aber Clem ging es gut?«

»Zwei Monate lang. Dann bekam er die Meningitis. Die Ärzte sagten, es wäre ein gefährlicher Erreger für ein Neugeborenes – B-Streptokokken. Glauben Sie, er hat sich bei mir angesteckt?«

Hat sie diese Frage nicht gerade schon einmal gestellt? »Das kann ich Ihnen nicht genau sagen. Aber ich habe gelesen, dass Babys diesen speziellen Erreger normalerweise bei der Entbindung bekommen, wenn sie durch den Geburtskanal rutschen, und …«

Mrs. Knight ist bereits beim nächsten Punkt. »An der Meningitis ist er fast gestorben. Er war drei Monate lang auf der Intensivstation; in den ersten beiden Wochen schwebte er täglich in Lebensgefahr. Aber er hat es geschafft. Ein Wunderkind. Als sein Zustand stabil war, kam er in die Rehabilitationsabteilung. Dort blieb er sieben Monate lang. Hat jeden Spezialisten in diesem Krankenhaus gesehen. Und jetzt hat er diese ganzen medizinischen Probleme.«

Sie zieht ein abgegriffenes Stück Papier aus ihrer Hosentasche, faltet es auseinander und gibt es mir. Es ist von beiden Seiten beschrieben. Mit verschiedenfarbigen Tinten, als wenn nach und nach etwas hinzugefügt worden wäre. Ich fange einen neuen Abschnitt in meinem Notizbuch an – »Aktuelle medizinische Probleme«. Mrs. Knight sitzt geduldig da, während ich alles abschreibe – die Liste füllt zwei Seiten. *Zwei komplette Seiten* – für pädiatrische Maßstäbe ist das enorm. Das Einzige, was ich nach dem Blick auf diese Liste mit Sicherheit weiß, ist, dass ich mit keinem seiner Probleme irgendwelche Erfahrungen habe …

»Clem hat einen Gehirnschaden von der Meningitis«, erklärt sie. »Er ist geistig zurückgeblieben. Blind und taub. Kann nicht selbstständig atmen – deshalb ist der Luftröhrenschlauch an das Beatmungsgerät angeschlossen. Es beatmet ihn. Je nachdem, wie es ihm geht, verändere ich die Einstellung täglich nach oben oder nach unten. Ein Arzt des Krankenhauses hat einmal versucht, Clem dazu zu bringen, allein zu atmen, aber es hat nicht funktioniert.«

»Was ist das für ein Schlauch unter seinem Hemd?«

»Clem kann nicht schlucken. Die Nahrung geht direkt in seine Lungen, und dann bekommt er eine Lungenentzündung. Deshalb hat sein Arzt ein Loch in die Haut oberhalb seines Bauches geschnitten und dort einen Ernährungsschlauch eingeführt – ich fülle mit einer Spritze Babynahrung hinein, um ihn zu füttern. Manchmal zerkleinere ich Obst oder etwas Schokolade und füge es hinzu. Von dem Schlauchende, das an der Magenwand scheuert, hat Clem ein bösartiges Magengeschwür bekommen – wenn es aufbricht, spuckt er Blut. Dann muss ich den Schlauch für ein paar Tage herausnehmen, damit die Wunde verheilt und ihn mit einer Pipette füttern, damit er nicht austrocknet.«

Ich komme kaum mit beim Schreiben. *Obst, manchmal Schokolade; Magengeschwür, muss ihn mehrere Tage mit einer Pipette füttern, wenn er Blut spuckt.* Wie ist das möglich? Sie muss eine ganze Stunde brauchen, nur um ein paar Esslöffel Flüssigkeit hineinzubekommen.

»Lassen Sie uns als Nächstes seine Medikamentenliste durchgehen, Mrs. Knight.«

Sie packt die medizinischen Hilfsmittel aus den Wickeltaschen. Saugkatheter, Flaschen mit Kochsalzlösung, Mulltupfer, Heftpflaster, Gummihandschuhe. Eins, zwei, drei ... ich zähle dreizehn Gefrierbeutel mit Medikamenten. Jeder Beutel ist mit einem wasserfesten

Folienstift beschriftet: »Medizin bei Anfällen«, »Ohrenmedizin«, »Atmungsmedizin« usw. Sie legt sie nebeneinander auf den Tisch, öffnet einen nach dem anderen, zieht jede braune Flasche einzeln heraus und beschreibt das Medikament – wofür es ist, wann es genommen werden muss, wie viel und ob mit oder ohne Nahrung. Sie braucht die Verordnungen nicht vorzulesen. Ich notiere sie unter »Aktuelle Behandlung«. Es liest sich wie das Inhaltsverzeichnis eines Pharmazielehrbuchs: drei Medikamente gegen keuchende Atmung, ein Antanidum für Magengeschwüre, drei für Anfälle (jedes erfordert wöchentliche Tests, um seinen stark schwankenden Blutspiegel zu kontrollieren), ein tägliches Antibiotikum, um Ohrenentzündungen vorzubeugen, ein tägliches Antibiotikum, um Nierenentzündungen vorzubeugen, Valium, um Verkrampfungen in den Gliedmaßen zu lösen, zwei Herzmedikamente – Digoxin, um dem beschädigten Herzmuskel beim Pumpen zu helfen, und Lasix, ein harntreibendes Mittel, um die Flüssigkeitsbildung in den Lungen zu verhindern –, außerdem ein Medikament namens Diamox.

»Wofür ist Diamox?«, frage ich.

»Clem hat Wasser in Gehirn. Es staut sich wegen des vernarbten Gewebes im Hals. Sie haben ihm eine Ventrikeldrainage am Kopf gelegt, um die Flüssigkeit abzuleiten. Wenn er Diamox nimmt, bildet sich weniger Wasser im Gehirn.«

»Sie geben ihm täglich all diese Medikamente?« Ich rechne alles schnell zusammen: »Es gibt nur eine Pause zwischen 2 und 6 Uhr morgens. Wie behalten Sie das alles? Stellen Sie sich den Wecker, um mitten in der Nacht aufzustehen?«

»Nein. Ich bin inzwischen schon daran gewöhnt. Ich wache auf, wenn es so weit ist.«

Nachdem ich die ganzen Informationen in den Abschnitt meines Notizbuchs eingetragen habe, sage ich: »Dann wollen wir uns Clem einmal ansehen.«

Mrs. Knight schnallt ihn ab und hebt ihn aus dem Rollstuhl – sein Körper ist so steif wie eine rostige Sprungfeder. Sie legt ihn auf den Untersuchungstisch. Als er heftige Grimassen schneidet und seinen Rücken krümmt, wird er noch steifer. Alle paar Minuten presst er die Augen zusammen, wobei sich sein Mund weit öffnet – er stößt einen geräuschlosen Schrei aus und verkrampft sich, seine Arme und Beine zucken einige Sekunden lang heftig. Dann hört es auf.

Wo soll ich nur anfangen? Ich habe Angst, ihn zu berühren. Was *kann* ich anfassen? Pass auf die Schläuche auf – Luftröhrenschlauch im Hals, Ernährungsschlauch im Magen, Schlauch im Kopf. Ich habe noch nie mit *einem* von ihnen zu tun gehabt, geschweige denn mit *dreien* auf einmal. Es wäre eine Katastrophe, wenn ich versehentlich an einem hängen bliebe und ihn herausrisse – dann müsste ich sofort in den Operationssaal und ihn wieder einsetzen.

Nach einer weiteren Verkrampfungswelle fange ich mit meiner Untersuchung an. Er ist so schlaff – weder in seinem Kopf noch in seinem Hals ist irgendeine Muskelspannung, keine Kraft im Körper. Er tritt nicht und greift nicht. Und dieser Geruch – der bittere Gestank von Magensäure, vermischt mit verdauter Babynahrung, der aus dem Ernährungsschlauch kommt. Seine abgewetzten Zahnstümpfe haben keinen Zahnschmelz mehr; das Zahnfleisch ist dick und geschwollen. »Sein Zahnfleisch ist von den Medikamenten gegen die Anfälle so dick geworden«, erklärt Mrs. Knight.

Es ist so befremdend, ein Kind zu sehen, das keinen Funken Leben hat. Keine absichtlichen Bewegungen. Kein Lächeln, keinen Blick in den Augen. Er verdorrt wie eine Weintraube in der Sonne. Keine Neugier, obwohl ich ihn mit der Lampe anleuchte. Neugier – die kindlichste Eigenschaft überhaupt. Müsste er jetzt nicht eigentlich Farben und Zahlen lernen? Das einzige regelmäßige Geräusch kommt von seinen mahlenden Zähnen und dem pfeifenden und prustenden Gurgeln, das aus der Trachealkanüle aufsteigt. Und dann gibt es noch diesen geräuschlosen Schrei, den er kurz vor einer Verkrampfung ausstößt.

Wie kann ich irgendetwas davon verbessern? Er ist dermaßen schwer behindert. Ich kann ihn mir lediglich in dieser Luftblase vorstellen – angeschlossen an die Lebenserhaltungsgeräte, bettlägerig, mit einer Windel, nur in der Lage, sich bemerkbar zu machen, indem er ein wenig mehr als sonst zappelt und Grimassen schneidet, um ein Bedürfnis oder ein Unbehagen zu signalisieren. Niemals werden seine Augen die Außenwelt wahrnehmen, sein Gesicht ist unfähig, ein Lächeln hervorzubringen, seine verschrumpelten Hände nicht in der Lage, neugierig mit einem Spielzeug zu spielen (obwohl eine der Wickeltaschen an seinem Rollstuhl voll davon ist). Durch seine

Trachealkanüle wird er immer das stetige gurgelnde Geräusch von sich geben, das im Notfall ein Ansaugen erfordert, um zu verhindern, dass er an seinem eigenen Schleim erstickt. Seine verkrampften Arme und Beine werden immer zittern, sich verbiegen und noch heftiger austrocknen …

»Sehen Sie!«, ruft Mrs. Knight. »Sehen Sie, wie er die Stirn runzelt? Ich habe herausgefunden, dass er das immer tut, wenn er einen Arzt gern hat.« Obwohl ich nicht sehe, was sie meint, schreibe ich es in mein Notizbuch.

Nach der Untersuchung setze ich mich Mrs. Knight gegenüber an den Tisch. Jetzt müssen wir einen Plan machen. *Plan?* Ich habe keine Ahnung, wo ich anfangen soll. Clems Probleme liegen jenseits meines jungen Erfahrungshorizontes. Ich bin sicher, dass seine Mutter etwas von mir erwartet – aber wo anfangen? Was soll ich sagen?

Schweigend sehe ich mir noch einmal meine Notizen an. Sie sitzt ruhig da und wartet. Vielleicht wäre es das Beste, wenn ich sie erzählen ließe – also frage ich: »Mrs. Knight, wenn wir es schaffen würden, Clem eine Sache zu erleichtern, welche Sache sollte das Ihrer Meinung nach sein?«

»Na ja, die Ärzte, die ihn früher untersucht haben, sagten, er könne weder sehen noch hören. Aber ich glaube, dass es besser wird. Ich würde ihn gern noch einmal untersuchen lassen. Vielleicht braucht er eine Brille und ein Hörgerät.«

Nach der Sprechstunde beobachte ich, wie Mrs. Knight Clem und seine Geräte zum Vordereingang des Krankenhauses schiebt, um auf den Krankenbus zu warten. Sie kramt in einer Wickeltasche und sucht irgendetwas, wartet zusammen mit anderen Müttern und Kindern, die ebenfalls im Krankenhaus waren. Die anderen Mütter sehen die Knights an und sehen dann sofort wieder weg. Einige Kinder starren so lange hin, bis ihre Mütter sie ablenken. Manche Mütter sehen schnell noch einmal hin und versuchen dabei so zu tun, als ob sie nicht hinsähen; ich kenne ihre Gedanken. Mrs. Knight scheint sie nicht zu beachten – die Anteilnahme an der Erbärmlichkeit.

Den Rest des Nachmittags verbringe ich damit, Clems Akte noch einmal durchzulesen und die anderen Abschnitte meines Notizbuchs auszufüllen. Unter »Persönliche Informationen« schreibe ich, dass Mrs. Knight drei Fehlgeburten hatte, bevor Clem geboren wurde. Andere Kinder hat sie nicht. Bei einem Notfall kann sie sich an niemanden wenden, da beide Eltern verstorben sind und sie sechs Monate nach Clems Meningitis von Mr. Knight geschieden wurde.

Am Dienstagmorgen um 6 Uhr, dem Tag nach unserer ersten Begegnung, mache ich den nächsten Eintrag in mein Notizbuch:

Mrs. Knight rief mich an, als ich zum Krankenhaus fuhr: Sie weinte, sagte, dass sie Clem gleich in die Notaufnahme bringen würde. Um 2 Uhr nachts war sie eingeschlafen, so dass er seine

Nachtdosis Dilantin nicht bekommen hatte. Sie war besorgt, dass er den ganzen Tag Krämpfe haben würde und wie das letzte Mal auf der Intensivstation landen würde. Nachdem ich im Lehrbuch nachgeschlagen hatte, versicherte ich ihr, dass das Versäumen einer Dilantin-Dosis keine starke Absenkung der Wirkstoffkonzentration im Blut verursachen dürfte, und empfahl ihr, heute Morgen eine doppelte Dosis zu geben, um den Verlust auszugleichen.

Seite für Seite nehme ich ähnliche Notizbucheinträge vor. Anfangs habe ich Bedenken, telefonisch Ratschläge zu geben, wenn sie wegen eines Problems anruft, und bitte sie jedes Mal, Clem zu mir ins Krankenhaus zu bringen. Ich behandele ihn dann ohne Termin. Und sie kommt jedes Mal; packt alles ein, ruft den Krankenbus, fährt die sechsundsiebzig Kilometer zum Krankenhaus. Wenn sie abends oder nachts anruft und das Krankenhaus geschlossen ist, behandele ich Clem in der Notaufnahme.

Meistens ist es falscher Alarm. Es ist halt Clem. Nach einer Weile lerne ich Clem kennen, werde zunehmend vertrauter mit seinen Verhaltensmustern (von denen keines in irgendwelchen Lehrbüchern beschrieben ist) und gehe freizügiger mit ihnen um, so dass er zu Hause behandelt und überwacht werden kann. Wenn seine Mutter jetzt anruft, höre ich ihr bei der Beschreibung des Problems zu – ich lasse sie ausführlich erzählen – und sage ihr meistens: »Wissen Sie, Mrs. Knight, das haben wir doch schon früher bei ihm beobachtet, nicht wahr?« Und sie scheint immer erleichtert zu sein, diese Bestätigung aus meinem Munde zu erhalten.

Die Veränderung wird im Verlauf meiner Aufzeichnungen deutlich:

Mutter rief panisch während Clems Geburtstagsfeier an – er keucht, atmet schwerer, seine Lippen sind blau angelaufen. Ich sagte ihr, sie solle den Sauerstoff aufdrehen, seine Trachealkanüle mit Kochsalzlösung ausspülen und gründlich aussaugen, ihn anschließend dreimal hintereinander inhalieren lassen und ihm in den nächsten vier Tagen das Steroid-Medikament geben. Sie soll wieder anrufen, wenn es bis zum Morgen nicht besser wird …

Und:

Mutter rief an – völlig aufgelöst –, Clem hat sich im Zoo übergeben, nimmt seine Schlauchnahrung nicht an, er ist lethargisch, hat den ganzen Tag noch kein Wasser gelassen. Ich sagte ihr, der Brechreiz käme wahrscheinlich von den Magengeschwür-Schmerzen und er wäre sicher ausgetrocknet wie beim letzten Mal. Ich schlug ihr vor, eine zusätzliche Dosis Antianidum zu geben, ihn auf die linke Seite zu legen und ein paar Stunden schlafen zu lassen, damit sich sein Magen beruhigen könne; in den nächsten vierundzwanzig Stunden solle sie es mit Flüssigkeitszufuhr versuchen, seinen Austrocknungszustand überwachen und anrufen, wenn es nicht besser wird.

Normalerweise wird es tatsächlich besser, so dass sie eine weitere Fahrt ins Krankenhaus vermeiden kann.

Besser? Kurzfristig vielleicht. Auf lange Sicht – nie. Denn Clem ist Clem. Jedes Mal. Von allen Kindern in meiner Sprechstunde verursacht er die meiste Arbeit und macht die wenigsten Fortschritte. Ich habe versucht, jeden nur denkbaren Aspekt seiner medizinischen Behandlung zu überdenken – Veränderungen zum Besseren ausprobiert, um seinen Tagesablauf zu vereinfachen. Ich habe versucht, ein Medikament nach dem anderen abzusetzen; versucht, ihn selbstständig atmen zu lassen; versucht, ihm beizubringen, einen Löffel zu halten und selbst zu essen. Ich habe ihm sogar eine Brille und ein Hörgerät anpassen lassen. Doch all diese Bemühungen meines Wunsches, ihn zu einem »normaleren« kleinen Jungen zu machen, sind fehlgeschlagen.

Die Übernahme von Clems Fall hat schnell dazu geführt, dass meine Aussicht auf Erfolg von dieser schleichenden Frustration verdunkelt wurde. Denn – so folgerte ich schließlich – egal was ich tue oder wie sehr ich mich auch bemühe, Clem macht einfach keine Fortschritte. Sein System ist dauerhaft geschädigt. *Dauerhaft geschädigt?* Man möchte diese Bezeichnung nicht für ein Kind verwenden, möchte die Hoffnung nicht aufgeben. Aber es ist Clem. Und es scheint klar zu sein, dass jedes Potenzial für seine spätere Entwicklung vor langer Zeit von der zerstörungswütigen Meningitis zum Stillstand gebracht wurde. Die Situation gleicht einer Sackgasse: Immer geht es nur darum, auf ein neues Problem zu reagieren oder zu versuchen, einen Rückfall in ein altes Problem zu behandeln – anstatt echte Fortschritte zu machen.

Das ist frustrierend.

Obwohl ich als Clems Arzt im Vergleich zu seiner Mutter so weit entfernt von dem Ganzen bin. Was das rätselhafte Phänomen von Mrs. Knight – und ihrer furchtbaren

Lage – für mich so erstaunlich macht. Ich kann nicht verstehen, wie sie Tag für Tag weitermacht und sich rund um die Uhr so sorgfältig um ihn kümmert, mehr als jeder Ganztagspfleger, besorgt über jedes noch so kleine Detail seines täglichen Lebens. Sie vergeudet die Blütezeit ihres Lebens, um sich diesem für immer entstellten Wesen zu widmen. Ohne etwas zurückzubekommen – nicht einmal die üblichen Belohnungen, die die endlosen Mühen und Opfer des Elterndaseins so wertvoll machen: die ersten Worte zu hören, die ersten Schritte zu sehen, eine weiche Umarmung im Nacken zu spüren, traurige, feuchte Augen zu trösten, die sich einem anvertrauen. Geschweige denn irgendeinen der größeren Träume erfüllt zu bekommen, die alle Eltern haben – dass ihr Kind das Abitur schafft, Erfolg in einem angesehenen Beruf hat, eine nächste Generation von Kindern großzieht … Mrs. Knight wird das friedliche Gefühl der Ruhe, das alle Eltern nach ihrer ganzen Arbeit und Aufopferung verdienen, nie erleben – die Gewissheit, dass ihr Kind seinen eigenen Weg gehen kann und schließlich einen Platz in der Welt findet …

Mein Pieper ertönt. »Dr. Carpenter in der Notaufnahme anrufen.«

»Hier ist Carpenter«, meldet er sich, »ich habe angerufen, weil Clement Knight hier unten ist. Er ist Ihr Patient, richtig? Er ist vor circa einer Stunde gekommen und in einem schlechten Zustand. Wahrscheinlich eine weitere ernste Infektion. Sein Herz pumpt nicht besonders gut, wir haben Probleme, seinen Blutdruck hoch zu halten.«

»Wie schätzen Sie seine Lage ein?«, frage ich.

»Ich glaube nicht, dass er es diesmal schafft.«

»Benötigen Sie Hilfe?«

»Weniger mit ihm als mit seiner Mutter. Keiner von uns ist entbehrlich, um mit ihr darüber zu sprechen. Können Sie herunterkommen und das übernehmen? Wir müssen wissen, wie weit wir gehen sollen, bevor wir aktive Sterbehilfe leisten. Haben Sie jemals mit ihr darüber gesprochen, wie viel wir ihrer Meinung nach für ihn tun sollen, wenn es kritisch wird?«

»Nein. Dieses Thema ist nie aufgekommen. Ist sie jetzt unten bei Ihnen?«

»Sie ist im Ruheraum. Ich weiß nicht, wie lange wir noch durchhalten können, bis wir entweder die lebenserhaltenden Geräte hochfahren oder ihn gehen lassen müssen. Können Sie herunterkommen und sie danach fragen?«

»Ich werde meine Patienten übergeben und anschließend sofort kommen.«

Als Erstes schaue ich im Reanimationsraum vorbei, wo sie sich um Clem kümmern. Ich kann ihn auf seinem Bett kaum sehen, weil er von Ärzten umringt ist, die darauf warten, weitere Anweisungen zu erhalten. Ich habe ihn noch nie ohne seine Mutter gesehen. Es geht ihm sehr schlecht – seine Haut ist aschgrau, er keucht, bewegt sich nicht und atmet kaum. Sein Blutdruck schwankt auf der unteren Grenze und fällt.

Diesmal hat es ihn schwer getroffen. Ich gehe sofort zu Mrs. Knight, um diese schwierige Situation mit ihr zu besprechen. In den meisten Fällen wie diesen ist es notwendig, aber ungerecht, den Eltern die Verantwortung aufzubürden, in einer medizinischen Krisensituation nach ihren Wünschen zu fragen, zu fragen, wie weit man bei ihrem schwerbehinderten Kind mit einer Wiederbelebung gehen soll. Meistens sind sie mit der Frage überfordert, so dass man in der Not selbst entscheidet.

Doch es ist Clem. Es ist nicht sein erster dermaßen kritischer Zustand. Sicher hat Mrs. Knight insgeheim schon viele Male über dieses Thema nachgedacht. Sie muss sich auf diese Situation vorbereitet haben. Würde sie es nicht vielleicht sogar als Segen betrachten, als gütiges Ende für alle, wenn sein beschränkter Geist sterben dürfte? Der Natur das Recht geben, ihn zurückzufordern, sowohl Opfer als auch Hinterbliebene schließlich von dieser unglaublichen Last befreien? Mir erscheint das logisch. Und in den Gesichtsausdrücken der Ärzte, die ihn nebenan halb wiederbeleben, lese ich, dass es ihnen auch logisch erscheint.

Doch die Entscheidung liegt bei der Mutter.

Ich klopfe an die Tür des Ruheraums. Keine Antwort. Ich öffne vorsichtig die Tür – Mrs. Knight sitzt allein ganz hinten im Zimmer, mit dem Gesicht zum Fenster. Sie dreht sich nicht um, sieht nicht in meine Richtung, wirkt abwesend, mehr nach innen als nach außen gewandt. Ich glaube nicht, dass sie meine Anwesenheit bemerkt, bis ich direkt vor ihr stehe.

»Wie geht es Clement?«, fragt sie, ängstlich darauf bedacht, mir nicht in die Augen zu sehen.

»Es geht ihm gerade sehr schlecht. Sieht wie eine weitere ernste Infektion aus. Sie arbeiten schon seit ungefähr einer Stunde an ihm, aber er scheint es nicht zu schaffen.

Schwer zu sagen, ob er durchkommt. Es hängt hauptsächlich davon ab, ob es seinem System gelingt, dagegen anzukämpfen.«

Ihre trockenen grauen Augen blicken noch weiter in die Ferne. »Er hat es schon einmal geschafft«, murmelt sie. »Ich weiß einfach, dass er es auch diesmal schafft.«

»Mrs. Knight, ich muss Sie etwas fragen. Etwas Persönliches, das wir noch nie vorher besprochen haben – weil das Thema nie wirklich aktuell war. Es hat damit zu tun, wie weit wir gehen sollen, wenn Clem in einem kritischen Zustand wie diesem ist. Wenn sein Zustand sich verschlechtert – können Sie sagen – wissen Sie, ich meine, *wie weit sollen wir Ihrer Meinung nach …*«

Sie springt von ihrem Stuhl auf und dreht sich zu mir um – kommt auf mich zu, starrt mir direkt ins Gesicht. Sie sieht aus, als habe man sie mit dem rot glühenden Zahn des Verrats durchstoßen. In eine so aggressive Wut versetzt, die ich bei ihr nicht für möglich gehalten hätte – eine Reaktion, die ich in dieser Weise noch nie zuvor bei ihr erlebt habe. Und sie fällt mir ins Wort wie eine Gepardenmutter, die ihre Beute vor größeren Katzen verteidigt …

»*Natürlich will ich, dass alles getan wird!*«

Ich fühle mich ihr gegenüber wie ein Verräter. »In Ordnung«, antworte ich und versuche zurückzuweichen; doch sie packt meinen Arm, ziemlich fest, und fährt fort, als hätte sie mich nicht gehört.

»Genauso wie beim ersten Mal, als er mit der Meningitis hierher kam. Auch damals haben sie gesagt, dass er es nicht schaffen würde. Und wie oft sind wir seitdem schon hier gewesen? Jedes Mal wenn ich in einem dieser Notfallräume sitze und warte, kann ich sie durch die Tür reden hören, die anderen Ärzte im Gang, die zueinander sagen: *Oh nein, nicht schon wieder Clem! Warum siehst du nicht heute nach ihm, ich musste mich das letzte Mal um ihn kümmern.* Das ist *nicht* in Ordnung für mich – dass sie ihn behandeln, als hätte er einen Schaden und zählte nicht. Vielleicht wird er nie ein normaler kleiner Junge sein – aber er ist mein Wunderkind. *Jetzt sehen Sie mich an – lassen Sie ihn nicht sterben! Sie gehen jetzt sofort wieder da rein und sagen ihnen, ich will, dass alles getan wird!*«

Nach fünf Tagen im kritischen Zustand auf der Intensivstation erholt sich Clems System allmählich. Ein weiteres Mal. Am Tag seiner Abreise höre ich sie wieder, bevor ich sie sehe. Ein großer Tumult – die Belegschaft räumt den Gang für Mrs. Knight, damit sie Clem in seinem breiten Rollstuhl navigieren kann, der mit den Luftballons und den bunten Radspeichen, der sowohl ihn als auch sein Lebenserhaltungssystem zum Vordereingang des Krankenhauses transportiert, um auf den Krankenbus zu warten.

Während meiner restlichen Assistenzzeit besucht Clem auch weiterhin meine Sprechstunde. Kurz vor dem Examen übergebe ich einer neuen Assistenzärztin die Verantwortung für seine Behandlung. Sie scheint eine gute Zuhörerin zu sein. Und der Kontinuität wegen gebe ich ihr auch eine Kopie meines Notizbuchs (bis auf die letzte

Seite) und gehe alles ausführlich mit ihr durch, bevor ich sie frage, ob sie sich wirklich verpflichten will, ihn zu übernehmen. Ich überzeuge mich davon, dass sie seine Patientenverfügung versteht – »Volle Reanimation«. Und dass sie weiß, dass die erste Frage von Mrs. Knight vermutlich lauten wird, ob Clems Meningitis von ihr käme oder nicht.

Selbst nach all diesen Jahren blättere ich von Zeit zu Zeit in meinem alten Krankenhausnotizbuch. Um noch einmal die Geschichten der Familien zu lesen, die dazu beitrugen, dass ich die Kunst der Pädiatrie erlernte. Um mir das Besondere ins Gedächtnis zu rufen, das ihnen allen gemeinsam ist; die besondere Kraft, die alle Eltern besitzen, eine Kraft, die sie stärker macht, sie in die Lage versetzt, weit über sich hinauszuwachsen. Ich habe gesehen, dass völlig normale Menschen, die ein absolut alltägliches Durchschnittsleben führen, die unglaublichsten Kraftakte vollbringen können, wenn das Wohlbefinden ihres Kindes auf dem Spiel steht. Wie die Mutter, die zwei ganze Nächte hindurch neben dem Bett wachte, um das geräuschvolle Atmen ihres Babys zu beobachten; oder die Eltern, die ihr Haus verkauften, um die zweite Knochenmarktransplantation ihres Sohnes zu bezahlen; oder der Vater, der so bestürzt war, dass sein sieben Jahre alter Sohn Zack, nachdem er in der Chemotherapie alle Haare verloren hatte, vor lauter Angst, dass die anderen ihn hänseln könnten, nicht in die Schule gehen wollte – der Vater rasierte sich den eigenen Kopf kahl und erzählte dem Jungen, er hätte es getan, um genauso wie sein Held Zack zu sein …

Am Ende lese ich dann immer das Zitat, das auf der letzten Seite meines Notizbuchs steht und auf das ich im Laufe meiner Berufstätigkeit oft zurückgegriffen habe. Es lautet: »Arbeiten und Lieben«. So beantwortete Sigmund Freud am Ende seines Lebens und seiner langen Berufstätigkeit die Frage: »Was ist der Schlüssel zu persönlicher Befriedigung?«

»Arbeiten und Lieben.« Diese Seite des Notizbuchs habe ich nicht für die Assistenzärztin, die Clems Behandlung übernahm, kopiert, weil ich finde, dass sie ihre eigenen Schlussfolgerungen ziehen soll. Ich weiß nicht mehr, was mich dazu veranlasste, es überhaupt dort hinzuschreiben; aber ich erinnere mich, dass ich damals über *Heldentum* nachdachte. Darüber, den Mut zu haben, in diesem Leben ein großes Opfer zu bringen, sich für etwas Gutes einzusetzen, so fest daran zu glauben, dass man alles Notwendige tut, damit es ins Gewicht fällt. Denn genau darum geht es bei Eltern, die ein Kind großziehen. Egal, was für ein Kind. Wenn sie es auf die Schultern setzen, damit es die Parade vorbeiziehen sieht; manchmal auch, wenn sie Luftballons an eine Lunge aus Metall hängen. Das ist eines der wenigen, fast unglaublichen Privilegien, die wir bekommen, um über unser sterbliches, brüchiges und ansonsten unbedeutendes Leben hinauszuwachsen, um die Hand auf etwas Ewiges zu legen.

Die Aufgabe eines Kinderarztes besteht darin, dieses Privileg zu erleichtern. Normalerweise ist dafür nicht viel notwendig – denn keine Kraft der ganzen Schöpfung ist stärker oder überzeugender oder beflügelnder als eine Mutter, die sich für die Bedürfnisse ihres Kindes einsetzt;

außer der Mutter, die ihr Leben opfert, um für die besonderen Bedürfnisse ihres behinderten Kindes einzutreten.

Alle Eltern haben das Recht, darauf zu bestehen, die Geschichte auf ihre eigene Art zu erzählen: mit ihr fertig zu werden, sie zu gestalten, ja sogar sie auszuschmücken – ihre Berechtigung im Tagebuch der Menschheit anzumelden. Immer wenn ich sehe, wie Eltern diesen unerklärlichen Einsatz leisten, wundere ich mich umso mehr, je weniger ich es verstehe, und ich stelle fest, dass ich es nie als etwas Selbstverständliches betrachten kann.

Schwarzer Peter

2. November 1988
Notaufnahme
Kinderkrankenhaus

Ein ruhiger Sonntagmorgen in der Notaufnahme bis jetzt. *Fast* ruhig. Es wird mehr Hausarbeit als medizinische Tätigkeit verrichtet – Schwestern füllen die Schränke mit Material und Wäsche auf, Hausmeister saugen und wischen, Sekretärinnen ordnen Papiere. Keine Patienten, die sich melden – noch keine. Ein besonderer Morgen für mich, ich habe die Gelegenheit, Arbeit nachzuholen: Post durchzusehen, medizinische Zeitschriften zu überfliegen, Anrufe zu beantworten. Trotzdem ist man nie wirklich ruhig, denn man wartet ständig, auch in einer Pause wie dieser, ist immer in Alarmbereitschaft, falls der nächste Notfall durch die Tür hereinplatzt, was sofortige Aufmerksamkeit erfordert.

Notfallarzt. Nachdem ich meine Facharztausbildung in der Pädiatrie beendet hatte, entschloss ich mich, in der Notaufnahme des Kinderkrankenhauses zu arbeiten. Ich mag die tempogeladene Tätigkeit, bei der man mit einer

Vielzahl von schwierigen medizinischen Problemen jongliert und versucht, Ordnung in das Chaos zu bringen. Um in der Notaufnahme zu arbeiten, braucht man seine ganze Konzentration – muss zu jedem Zeitpunkt seiner Schicht darauf vorbereitet sein, sofort zu reagieren. Selbst während einer Sonntagmorgen-Pause wie dieser. Denn jederzeit kann alles Mögliche eintreffen. Der nächste Fall könnte ein Zahnschmerz oder eine Amputation sein. Oder beides. Und meistens hat man nur *eine* »beste« Chance, damit umzugehen.

Zeit für einen Kaffee. Meine morgendliche Erquickung. Er steht in dem Raum, in dem die Schwestern Pause machen und etwas essen. Aus irgendeinem seltsamen Grund hat das Krankenhaus entschieden, den Röntgenbildschirm in diesem Raum aufzustellen – der rechteckige Metallkasten mit einer dunklen Glasfront und einer Lampe im Innern, der die Röntgenaufnahmen beleuchtet, damit wir sie auswerten können. Notfallärzte sind keine Radiologen – außer abends, nachts und am Wochenende, wenn der Radiologe nicht da ist, denn dann müssen wir die Röntgenbilder unserer Patienten selbst auswerten. Scheinbar hat dieser verstaubte alte Röntgenbildschirm schon immer hier hinten gestanden. Ich habe keine Ahnung, warum; wenn der Raum voller Menschen ist, die essen und reden und lachen, ist es sehr schwierig, sich auf die Auswertung einer Aufnahme zu konzentrieren.

Als ich meine Tasse mit heißem schwarzen Kaffee fülle, stelle ich fest, dass es auch für mich ein wenig morgendliche Hausarbeit gibt – ein Röntgenbild, das vor dem ausgeschalteten Bildschirm hängt und wahrscheinlich nicht an die Radiologieabteilung zurückgegeben wurde, nachdem der Notfallarzt es letzte Nacht untersucht hat. Die Einzelheiten des unbeleuchteten Röntgenbildes kann ich nicht erkennen …

Ich nehme das Röntgenbild ab und lege es in das Ausgangsfach. Das schnappende Geräusch beim Ziehen an dem Plastikbogen, das Gefühl, ein an den Ecken abgerundetes, schwarz-weißes Negativbild in der Hand zu halten, die Nähe zu dem ausgeschalteten Bildschirm, der Duft von frischem Kaffee lösen einen Impuls aus, einen automatischen Reflex, der mich schon tausend Male vorher angespornt hat: *Daten. Auswertung. Herausforderung.* Es ist ein Teil des unaufhörlichen Prozesses, sein früheres Ich zu verändern, wenn man seine Fähigkeiten testet.

Sieh es dir an. Ich stecke das Bild automatisch wieder zurück an die Scheibe des Röntgenbildschirms und schalte die Lampe an. Meine Augen untersuchen das Bild gründlich, mein Gehirn muss das zweidimensionale Bild in die Dreidimensionalität der richtigen Anatomie umformen. Was ich sehe, passt bestens zu einem ähnlichen Bild, das in meinem gedanklichen Stapel von Röntgenvorlagen gespeichert ist: Es ist eine Seitenansicht des Nackens – nach der Größe der Knochen zu urteilen von einem älteren Kind, wahrscheinlich von einem Jugendlichen. Auf das Bild ist der Name »Lu Wong« gedruckt; aufgenommen wurde es letzte Nacht um 23:22 Uhr.

Der Nacken besteht aus sieben vertebralen Knochen, den Halswirbeln, die in einer Reihe übereinander liegen. Wie feste weiße Rauchringe, die sich von der Unterkante des Schädels bis zur Oberkante der Schultern erstrecken. Sie bilden die stützende Verkleidung des weichen Rückenmarks – weich und empfindlich, aus Gelatine bestehend und doch so wichtig. Die elektrische Autobahn, auf der die lebendigen Signale, die für Bewegungen zuständig sind, vom Gehirn zu den Körpermuskeln transportiert werden. Jeder Knochenring ist mit dem darüber und dem darunter liegenden durch feste Bänder, Gelenke und Muskeln verbunden, und zusammen bilden sie ein kräftiges, aber flexibel verbundenes System. Ein Wunder der evolutionären Architektur, genau wie eine Vogelfeder – schützend, leicht, biegsam und strapazierfähig. Die sichere und zuverlässige Anordnung dieser Knochen schützt das Rückenmark vor äußeren Verletzungen und Erschütterungen. Jeder Riss und jeder Bruch in diesem Knochengefüge kann das Rückenmark zusammendrücken, quetschen, zum Bluten bringen oder sogar zertrennen.

Durchtrenntes Rückenmark im Nackenbereich ist eine verheerende Verletzung – eine furchtbare Katastrophe –, weil sie zu einer sofortigen, dauerhaften Lähmung der Körpermuskulatur führt. Vom Nacken abwärts kann der Patient nichts mehr bewegen – sein Leben lang. Und es ist eine der allerwichtigsten Pflichten eines Notfallarztes, dies zu verhindern.

Mein prüfender Blick fällt auf etwas Ungewöhnliches am oberen Bildrand – der zweite Halswirbelknochen ist leicht nach vorne geneigt, im Vergleich zu den Wirbeln darüber und darunter verschoben, und zwar wegen eines kaum erkennbaren, feinen Haarrisses. *Ist das eine Fraktur? Nein – unmöglich.* Aber es sieht genauso aus wie eine

Dens-Fraktur. Eine seltene Verletzung bei Kindern, die ich erst ein paar Mal gesehen habe – man nennt sie auch »Hangman's-Fraktur« (Henker-Fraktur), weil es die Art von Nackenbruch ist, die nach einem langen Fall durch die Galgenluke auftritt, wenn das Kinn in der Schlinge hängen bleibt, so wie es früher im britischen Strafsystem praktiziert wurde. Oder die Art von Verletzung, die sich jeder zuziehen kann, wenn die Oberseite des Kopfes gegen etwas Hartes knallt. *Ist es das?* Das leichte Zittern meiner Hand, die die Kaffeetasse festhält, sagt *ja – es ist eine* »Hangman's-Fraktur«.

Fang von vorn an. Ich muss wegsehen, dann wieder hinsehen, meine Augen wieder fokussieren, um jede Einzelheit zu bestätigen. *Genau hier* – ein Haarriss durch den hinteren Teil des Wirbels; *und hier* – ein zweiter, genau darunter. Und ich sehe, dass die Halswirbel leicht verschoben sind – jetzt bin ich sicher, dass es eine »Hangman's-Fraktur« ist.

Mit Sicherheit hat man diesen Bruch letzte Nacht erkannt, und der Patient wurde von einem Neurologen auf die Intensivstation gebracht. Aber die Intensivstation bewahrt die Röntgenbilder ihrer Patienten immer selbst auf. Warum ist das Bild noch hier?

Ich brauche weitere Informationen – muss den medizinischen Bericht der letzten Nacht von Lu Wong prüfen. Rasch durchsuche ich den Kartenstapel der rund hundert Notfallpatienten, die in den letzten vierundzwanzig Stunden hier waren. »Wong« – es klingt wie ein südostasiatischer Hmong-Name. *Vang, Xiong, Chang* … Da ist sie – die vorletzte Karte des Stapels. Tatsächlich – hier steht, dass sie – *nach Hause geschickt wurde!* Sie ist es ohne Zweifel – Lu Wong –, die eingetragene Diagnose lautet »Beifahrerin – Autounfall – verstauchter Nacken«. Eine Fraktur ist nicht erwähnt. Die Polizisten machten ein Polaroidfoto von dem Autowrack – auf der Beifahrerseite sieht man einen spinnwebartigen Sprung in der Windschutzscheibe, dort, wo ihr Kopf aufgetroffen ist. Der Aufprallpunkt, der ihr Leben möglicherweise für immer verändert hat.

Wer hat sie behandelt? Die Unterschrift des Arztes unten auf der Krankenkarte zeigt, dass es Marcus war. *Marcus?* Er ist normalerweise so gründlich – jemand, den ich regelmäßig bitte, *mir* bei der Auswertung von schwierigen Röntgenbildern zu helfen. Wie kann er es übersehen haben? Doch während einer arbeitsreichen Schicht in der Notaufnahme hat man nur ungefähr zehn Sekunden, um ein Röntgenbild zu prüfen. Zehn Sekunden – um sich dann sofort wieder anderen Aufgaben zu widmen, die auf einen warten. Vielleicht war er während dieser zehn Sekunden nachlässig, hat sich nicht genug konzentriert oder wurde von irgendeiner anderen Sache abgelenkt, die um ihn herum geschah, und er hat die Fraktur übersehen. Vielleicht hat er das volle Ausmaß der Symptome dieses Patienten auch falsch eingeschätzt. Die Hmongs können sehr stoisch sein; teils weil sie der westlichen Medizin misstrauen, teils weil das Übersetzen in die andere Sprache so verwirrend ist. Ich habe den Stoizismus von Hmongs oft erlebt; die Kinder weinen nie, sie starren vor sich hin und reagieren nicht, selbst wenn man eine Infusion legt oder eine Punktion des Rückenmarks vornimmt. Fast als wäre es unverzeihlich und entehrend, in der Öffentlichkeit Theater zu machen. Nach einer Weile rechnet man damit und stellt sich darauf ein.

Aber ein gebrochenes Genick? Den Büchern nach zu urteilen, müsste es irgendein Anzeichen geben – heftige Schmerzen, starke Bewegungseinschränkung im Nackenbereich, kraftlose Hände und Füße – etwas, das mehr als nur eine Verstauchung anzeigt. *Was hat Mark noch geschrieben?* Hier steht: *»Die Patientin hat leichte Nackenschmerzen, die während ihres Aufenthalts in der Notaufnahme besser wurden; sie kann ihre Arme und Beine bewegen, geht normal. Keine Beschwerden über Kopfschmerzen oder Kraftlosigkeit.«* Normalerweise alles verlässliche Anzeichen, dass ein geringes Frakturrisiko vorliegt.

Ein letzter Blick … nein; das Röntgenbild hat sich nicht verändert, will einfach nicht normal aussehen – die Fraktur ist immer noch da. Wäre dies meine Patientin, würde ich zurück in den Untersuchungsraum rennen und ihren Kopf festhalten, bis der Neurologe käme und sie in die Chirurgie bringen würde, um die gebrochenen Knochen zu verdrahten. Aber sie ist nicht meine Patientin. Und doch ist sie gerade meine Patientin geworden – und ich weiß, was ich zu tun habe: die Familie kontaktieren, ihnen erzählen, was mit ihrer Tochter passiert ist, sie dazu bringen, dass das Mädchen sich nicht bewegt, bis die Sanitäter kommen und sie zurück in die Notaufnahme bringen. Hoffentlich bietet der gebrochene Bereich immer noch genug Halt und Stabilität, um eine Beschädigung des empfindlichen, irreparablen Rückenmarkgewebes zu verhindern. Wenn sie sich zu stark bewegt, sich bückt, um ihre Schuhe zuzubinden, oder einfach nur niest, könnte sie sich im Nu von einem voll beweglichen jungen Menschen in eine schwache, eingeengte, an den Rollstuhl gefesselte Querschnittsgelähmte verwandeln.

Es ist 7:30 Uhr morgens. Die private Telefonnummer der Wongs steht auf der Karte. Irgendjemand müsste so früh am Sonntagmorgen da sein. Ich muss ohne Panik Dringlichkeit vermitteln, sie davon überzeugen, dass sie das Mädchen so ruhig und bewegungslos wie möglich halten müssen, bis die Sanitäter kommen. Hoffentlich hat sie nicht geniest ...

Das Telefon klingelt und klingelt. Klingelt immer noch. Niemand hebt ab. Ich wünschte, dies wäre ein schnurloses Telefon, ich muss dringend aufstehen, mich beeilen. Nachdem es mehrere Minuten lang weitergeklingelt hat, lege ich auf und wähle noch einmal, in der Hoffnung, beim ersten Mal die falsche Nummer gewählt zu haben. Wieder klingelt es – immer noch keine Reaktion. Ich stelle mir am anderen Ende bereits eine Katastrophe vor: dass eine gesunde, lebhafte Jugendliche, die noch ein ganzes Leben in Gesundheit vor sich gehabt hätte, eine harmlose Bewegung gemacht oder sich irgendwie verdreht hat und nun bewusstlos auf dem Boden liegt. Und alles war vermeidbar.

Los, komm schon. Geh doch endlich ran. Immer noch keine Reaktion.

Was jetzt? In der nächsten Stunde wähle ich alle zehn Minuten noch einmal die Nummer. Ohne Erfolg. Ich würde ins Auto steigen und zu ihrem Haus fahren, wenn ich könnte … Aber ich habe Dienst, und die Krankenkarten wartender Patienten beginnen sich auf der Theke zu stapeln. Was, wenn irgendjemand von *ihnen* ernsthaft krank ist und meine volle Aufmerksamkeit benötigt?

Um 8:30 Uhr rufe ich die Polizei an.

»Einsatzzentrale. Was kann ich für Sie tun?«

»Hier ist die Notaufnahme des Kinderkrankenhauses. Wir brauchen Ihre Hilfe. Ein Kind, das letzte Nacht hierher kam, wurde mit einem gebrochenen Genick nach Hause geschickt. Ich habe schon den ganzen Morgen versucht, die Familie anzurufen, damit sie zurückkommen, aber es geht niemand ans Telefon. Ich hoffe, dass sie noch schlafen. Könnten Sie sofort einen Streifenwagen hinschicken, um die Leute zu wecken? Sagen Sie Ihren Kollegen, wenn sie jemanden antreffen, sollen sie alle beruhigen und die 911 wählen, damit ein Krankenwagen kommt.«

»In Ordnung. Ich schicke einen Wagen hin.«

Als Nächstes muss ich Marcus anrufen, denn dieser Fall könnte seiner Karriere schaden. Er könnte seine ärztliche Zulassung verlieren, wenn es mit dieser Patientin schlecht ausgeht, nachdem er sie letzte Nacht aus der Notaufnahme entlassen hat. Selbst wenn er nach dem Gesetz weiter praktizieren darf, kann der psychologische Schaden für das Selbstvertrauen irreparabel sein. Viele sind nach solchen Fällen arbeitsunfähig.

Ich rufe ihn an. Es ist ein schwieriger Anruf. Wir sind schon lange befreundet – wir haben zusammen studiert und die Facharztausbildung zusammen gemacht und arbeiten schon seit Jahren Seite an Seite in der Notaufnahme. Es ist ein schwieriger Anruf, weil ich ihm etwas sagen muss, von dem ich weiß, dass es ihn verletzen wird. Und auch, weil ein solcher Anruf einen an etwas erinnert – daran, dass ich eines Tages ebenfalls einen solchen Anruf erhalten könnte. Erhalten könnte? Erhalten *werde*. Es ist unvermeidlich – jeder Notfallarzt hat mindestens eine Albtraumgeschichte zu erzählen. Darüber, was man übersehen hat. Man kann die Arbeit in der Notaufnahme nicht überstehen, ohne dass es mindestens einmal passiert. Das ist der Preis, den man zahlt, wenn man in diesem Bereich tätig ist – und man schleppt es für den Rest seines Lebens mit sich herum. Man weiß, dass man verantwortlich war und etwas übersehen hat – etwas Wichtiges –, entweder aus mangelnder Erfahrung, oder weil man am Ende einer arbeitsreichen Schicht müde und unkonzentriert war, oder einfach weil man an jenem Tag den schwarzen Peter gezogen hat. Jedes Mal, wenn man eine Krankenkarte in die Hand nimmt, ist man besorgt, dass es wieder passiert.

Jetzt ist Marcus dran. Das macht den Anruf so schwierig. Wenn man einen solchen Anruf erhält, hat man das Gefühl, dass einem der Boden unter den Füßen weggezogen wird und man sich in einem endlosen freien Fall befindet. Und jeder guckt zu, wie man fällt. Ich weiß, was ich sagen muss, aber nicht, wie. Ich muss mein ärztliches Feingefühl anwenden, wie beim Überbringen schlechter Nachrichten, auch wenn es ein befreundeter Arzt ist – muss ruhig klingen, als ob alles in Ordnung wäre; ihn aufbauen und nicht anklagen. Er muss an den Entscheidungen beteiligt werden, wenn er es möchte, denn seine Karriere ist in Gefahr …

»Hallo.«

»Mark? Hallo – ich hoffe, ich rufe nicht zu früh an. Habe ich dich geweckt?«

»Nein, ich bin schon auf. Arbeite am Computer. Was ist los? Hört sich an, als wärst du bei der Arbeit.«

»Ich bin heute mit der Tagesschicht dran.«

»Ich war letzte Nacht dran. Bis nach Mitternacht. Eine lange Schicht. Mit viel Arbeit.«

Am besten schieße ich sofort los – »Mark, ich rufe an, um dich etwas zu fragen. Erinnerst du dich daran, letzte Nacht eine junge weibliche Patientin namens Lu Wong behandelt zu haben? Auf der Karte steht: ›Mädchen, das an einem Autounfall beteiligt war‹. Offenbar war sie gegen 23:00 Uhr hier.«

Diese Worte – *Erinnerst du dich an eine Patientin?* – sind das Letzte, was man am Tag nach einer anstrengenden Schicht hören will. Es bedeutet fast immer, dass man etwas Wichtiges übersehen hat. Man weiß, was als Nächstes kommt. Weshalb ich mir jetzt nicht gerade wie ein Freund vorkomme, denn ich sehe schon, wie er sich unruhig hin und her bewegt, wie ein Ziel im Fadenkreuz.

»Autounfall – richtig? Ja. Verstauchter Nacken, glaube ich. Ich habe eine Röntgenaufnahme gemacht und sie nach Hause geschickt – *richtig*?« Nach einer kurzen Pause wirkt seine Stimme verändert. »*Warum. Ist etwas nicht in Ordnung?*«

»Ich bin heute Morgen über ihr Röntgenbild gestolpert, es hing am Röntgenbildschirm. Und ich glaube, darauf ist etwas Ungewöhnliches.«

»Ungewöhnliches. Was denn Ungewöhnliches?« Seine

Stimme klingt tastend, wie von jemandem, der in einem dunklen Raum versucht, eine Wand zu finden. Egal, was für eine Wand.

»Der Nacken ist schwer verletzt. Sieht wie eine Fraktur aus.«

»Nein. *Nein.*« Er hört sich nicht mehr wie Mark an. Ich spüre, wie er am anderen Ende der Telefonleitung zurückweicht. »Nein – kann nicht sein. Bist du sicher, dass es meine Patientin ist? Jetzt erinnere ich mich – sie hatte kaum Schmerzen im Nacken. Es wurde besser, bevor sie nach Hause ging. Ich weiß es noch, weil ich sie zweimal untersucht habe. Dreimal. Sie konnte Arme und Beine bewegen, ohne Probleme gehen. Bist du sicher, dass es meine Patientin war?«

»Ja. Unten auf der Karte ist deine Unterschrift.«

»Und du hast das Röntgenbild gesehen?«

»Ich habe es hier vor mir.« An dieser Stelle muss ich entschlossen mit ihm umgehen, damit er mir folgen kann und wir weiterkommen können. »Es ist eine Fraktur. Sieht wie eine ›Hangman's-Fraktur‹ aus. Ich habe den ganzen Morgen versucht, die Familie anzurufen, damit sie wieder hierher kommt, aber bis jetzt meldet sich dort niemand. Dann habe ich die Polizei angerufen und sie gebeten, das zu übernehmen. Ich hoffe, dass sie sie erreichen.«

»Meine Unterschrift? Bist du sicher? Meine Röntgenaufnahme? Ich sehe mir die Bilder immer mehr als einmal an, nur um sicherzugehen. Aber letzte Nacht war ich am Ende der Schicht erschöpft – habe ich das wirklich völlig übersehen?«

Erschöpft … habe es völlig übersehen … Diese Art von Müdigkeit am Ende einer arbeitsreichen Schicht ist in der Notaufnahme normal. Wenn man die Augen schon fast nicht mehr scharf stellen kann und alle irgendetwas brauchen – Schwestern, die einem Fragen entgegenwerfen: *Der Diabetiker in Raum Y braucht die Insulin-Anweisungen, und zwar bevor er seine Mahlzeit bekommt; die Asthmatikerin in Raum B keucht schon wieder, können Sie kurz kommen und sie abhören und mir sagen, ob sie noch eine Aerosol-Behandlung braucht?; wir haben alles vorbereitet, damit Sie den Schnitt in Raum D nähen können; ach übrigens, das dehydrierte kleine Kind in Raum F hat seine Infusionsnadel herausgezogen, und keiner von uns bekommt eine neue hinein – wann können Sie das machen?; die Mutter in Raum G hat ein paar Fragen zu der Operation ihres Sohnes heute Morgen, wenn Sie Zeit haben …* Wenn man den Schnitt in Raum D halb zugenäht hat, ertönt der Pieper, weil ein Telefonanruf von außen kommt – es ist der Endokrinologe, der nach dem Diabetiker in Raum Y fragt: *Hat er seine Mahlzeit schon bekommen? Wie viel Insulin haben Sie verabreicht?* In der Zwischenzeit warten andere Ärzte in blinkenden Telefonleitungen und sind mürrisch, weil man sie geweckt hat, um über ihre Patienten zu sprechen. Außerdem wartet schon wieder eine Welle neuer Patienten, und entmutigte Eltern stehen in den Türen der Krankenzimmer, beobachten jede meiner Bewegungen und fragen sich: »Wann sind wir an der Reihe?«

Und das alles, während man gerade versucht, sich darauf zu konzentrieren, ein Röntgenbild auszuwerten. Es passiert zwangsläufig, dass man etwas *völlig übersieht.* Alle

Notfallärzte übersehen von Zeit zu Zeit etwas – aber normalerweise ist es ein unbedeutenderes Problem, ein kleiner Haarriss in einem Finger- oder Zehenknochen zum Beispiel; etwas, das am nächsten Tag gefahrlos nachuntersucht werden kann. Aber dieses Szenario ist der schlimmste Albtraum eines Notfallarztes: Ein Patient mit einer ernsten, lebensbedrohlichen Verletzung, der in stabilem Zustand eintrifft, wird deiner Obhut anvertraut. Man bekommt seine Chance, verpasst sie – und der Patient wird nach Hause geschickt. Dann der Albtraum – der Patient bricht zusammen. In diesem Fall wäre es ein vollständiger »Zusammenbruch«, mit einer dauerhaften Lähmung unterhalb des Nackens. Und der Patient könnte dann nur noch einen Rollstuhl steuern, indem er durch einen Strohhalm bläst.

»Mark, wenn du kommen und das übernehmen willst, helfe ich dir gern.«

Ich bin verpflichtet, dieses Angebot zu machen, denn seine Karriere steht auf dem Spiel. Aber ich hoffe, dass er es nicht annimmt – denn er ist jetzt persönlich an dem Fall beteiligt. Bei der Arbeit in der Notaufnahme lernt man, einem Arztkollegen einen Fall zu übergeben, wenn man selbst bis zum Hals drinsteckt. So wie jetzt. Ich möchte etwas sagen, um ihn behutsam in diese Richtung zu stoßen; wahrscheinlich ist es ihm unangenehm, er glaubt, dass er etwas verpatzt hat, das jemand anderes geradebiegen muss …

»Bis jetzt ist es hier heute Morgen ruhig gewesen, und ich glaube, dass ich der Situation Herr werde«, erkläre ich mit einem Blick auf den dicker werdenden Stapel von neuen Karten, die sich auf der Theke häufen.

»In Ordnung. Die Familie würde jetzt wahrscheinlich sowieso nicht wollen, dass ich weiter damit zu tun habe. Gib mir Bescheid, wenn du Neuigkeiten hast.«

Die Sekretärin der Notaufnahme gibt mir ein Zeichen. »Hier ist die Polizei für Sie in der Leitung.«

»Ich muss aufhören, die Polizei ruft gerade an. Vielleicht haben sie die Familie erreicht. Ich rufe dich zurück.«

Ich drücke auf den blinkenden Knopf. Es ist der Polizist aus der Einsatzzentrale.

»Ja, Herr Doktor, wir haben einen Streifenwagen zum Haus der Wongs geschickt, aber es ist niemand da. Die Polizisten haben es an den Türen und den Fenstern versucht – keine Reaktion. Sie haben die Nachbarn gebeten, Ausschau zu halten. In dreißig Minuten wird noch einmal ein Streifenwagen hinfahren, um es zu versuchen.«

Ich stelle mir ein junges Mädchen mit durchtrenntem Rückenmark vor, das zusammengebrochen ist und bewegungsunfähig auf dem Boden liegt, nach Atem ringend und nicht in der Lage, um Hilfe zu rufen. Sollte ich die Polizisten bitten, die Tür aufzubrechen und das Haus zu durchsuchen?

Die Sekretärin winkt erneut. »Ein Anruf auf Leitung eins.«

Es ist Marcus. »Was hat die Polizei gesagt?«

»Es ist niemand zu Hause. Sie haben die Nachbarn gebeten, nach ihnen Ausschau zu halten.«

»Ich kann das alles einfach nicht glauben«, sagt er. »Während meiner ganzen Laufbahn hatte ich Angst davor. Ich versuche so sehr aufzupassen, gründlich zu sein … und dann passiert so etwas. Ich werde den ganzen Tag zu Hause sein. Ruf mich an, wenn es etwas Neues gibt.«

Wieder rufe ich bei den Wongs an, wähle circa alle zehn Minuten ihre Nummer. Während es klingelt, sehe ich schnell den Stapel mit neuen Karten durch, die auf der Theke liegen; keiner der Patienten scheint besonders ernste Beschwerden zu haben – Halsentzündung, verdrehter Knöchel, Ohrenschmerzen ... Sicher nichts, was so ernst ist wie das hier. Sie werden warten müssen. Wir alle warten.

10:30 Uhr. In meinem Ohr ertönt das andauernde Klingeln des Telefons. Dann hört es auf. *Ist die Verbindung unterbrochen?* Nach einer endlosen Pause ist am anderen Ende eine verschlafene weibliche Stimme zu hören.

»Hallo?«

»Ja – hallo? Ja – hier spricht der Arzt aus dem Kinderkrankenhaus ...«

Rede langsamer, nicht so schnell, behalte die Kontrolle. »Ich versuche, die Eltern von Lu Wong zu erreichen, einer Patientin, die letzte Nacht in der Notaufnahme war. Sind Sie ihre Mutter?«

»Nein.«

»Wer sind Sie?«

»Ich bin Lu.«

In meiner Brust breitet sich wilde Panik aus – denn um ans Telefon zu gehen, muss sie auf sein und herumlaufen. Auf sein und herumlaufen – das ist das Letzte, was ich will.

»Du bist Lu Wong?«

»Ja.«

»Hattest du letzte Nacht einen Autounfall?«

»Ja.«

»Warst du letzte Nacht hier in der Notaufnahme?«

»Ja.«

»In Ordnung. Ich rufe an, weil – weil ich fragen möchte, wie es dir heute geht. Wie geht es dir? Was macht dein Nacken?«

»Ich hatte die ganze Nacht Schmerzen. Jetzt auch noch. Warum? Was ist los?«

»Wir haben eine Frage zu deinem Röntgenbild von letzter Nacht. Deshalb müssen wir dich heute noch einmal untersuchen. Ist noch jemand bei dir zu Hause?«

»Mein Bruder.«

»Wie alt ist er?«

»Achtzehn.«

»Wo sind deine Eltern?«

»Ich glaube, sie sind zum Gemüsemarkt gefahren.«

»Gib mir bitte deinen Bruder. Ich möchte, dass du ihm den Hörer gibst und dich dann auf den Rücken legst, flach auf den Boden – sieh gerade zur Decke hoch, bewege dich nicht und stehe nicht auf. Verstehst du?«

»Ja. Einen Moment.«

»Hallo?«

»Ja. Hier ist der Arzt aus dem Kinderkrankenhaus. Sind Sie Lus Bruder?«

»Ja.«

»Wie heißen Sie?«

»Vu.«

»Okay, Vu. Hören Sie gut zu. Wir haben ein ernstes Problem, und ich verlasse mich darauf, dass Sie uns helfen.«

»Was ist los?«

»Ihre Schwester hat eine ernste Verletzung am Nacken. Wir müssen sie sofort wieder hierher in die Notaufnahme bringen, und zwar vorsichtig. Sie müssen also genau tun, was ich Ihnen sage.«

»In Ordnung. Was muss ich tun?«

»Liegt sie flach auf dem Boden?«

»Ja.«

»Sieht sie gerade nach oben?«

»Ja.«

»Gut. Ich werde den Krankenwagen rufen. Er wird kommen und sie abholen. Wenn ich auflege, gehen Sie und öffnen die Tür. Dann knien Sie sich neben Ihre Schwester und halten ihren Kopf gerade, in einer Linie zu ihrem restlichen Körper. Das Gesicht muss nach oben zeigen. Passen Sie auf, dass sie sich nicht bewegt, umdreht, aufsteht, auf die Toilette geht oder etwas isst. Halten Sie sie einfach so ruhig wie möglich, bis die Sanitäter da sind. Passen Sie auf, dass sie nicht niest.«

»Wie bitte?«

»Halten Sie einfach ihren Kopf gerade, bis die Sanitäter da sind. Bleiben Sie ruhig, ich möchte nicht, dass sie sich aufregt – okay?«

»Okay.«

Nachdem ich die 911 angerufen habe, bleibe ich einen Moment sitzen, um Luft zu holen. *Habe ich etwas vergessen?* Es ist Zeit, Mark anzurufen.

»Mark – gute Nachrichten bisher – ich habe sie erreicht. Das Mädchen ist sogar ans Telefon gegangen. Sie hörte sich gut an. Die Sanitäter holen sie gerade ab. Wie geht es dir?«

»Schrecklich. Ich kann gar nicht stillsitzen – bin den ganzen Morgen herumgelaufen und schwitze fürchterlich. Meine Frau weiß, dass etwas nicht stimmt, aber ich kann einfach nicht mit ihr darüber sprechen. Das Mädchen kommt also gleich?«

»Richtig. Ich rufe dich wieder an, wenn ich sie untersucht habe.«

Inzwischen haben sich *zwei* Stapel mit neuen Karten auf der Theke angehäuft. Die Notaufnahme ist volle drei Stunden im Rückstand. Keine Zeit, mir darüber Gedanken zu machen. Ich renne nach draußen vor die Notaufnahme, dorthin, wo der Krankenwagen ankommt, um zu warten. Um da zu sein, wenn sie eintreffen, und den Transport des Mädchens zu überwachen. Das friedliche Blau dieses Sonntagmorgens hier draußen hat mit Sicherheit nichts Hektisches, ebenso wenig die ruhige Schar der Saatkrähen, die über meinem Kopf auf einer Stromleitung sitzen. In der Ferne höre ich das langsam stärker werdende Heulen einer Sirene, die sich ihren Weg durch das Netz der Straßen bahnt. Es kommt näher. Wenn sie es ist, haben die Sanitäter ihren Nacken mit einer Klammer fixiert – und jeder mögliche Schaden, der letzte Nacht als Folge ihrer Entlassung entstanden ist, wird stabilisiert … Der Krankenwagen fährt langsam unter das Vordach des Notaufnahmeeingangs. Der Rückfahrwarner piepst, als er vor der Tür andockt. Ich möchte in den Wagen springen und übernehmen. *Nein – warte, einen kleinen Moment noch.* Der Transport ist noch nicht ganz abgeschlossen; am besten geht alles seinen gewohnten Gang.

Zwei kräftige Sanitäter heben das Mädchen langsam

und gleichmäßig auf einer fahrbaren Liege aus dem Wagen. *Passt auf. Rollt die Liege vorsichtig über den Boden.* Jedes Mal wenn sie an ein Hindernis stoßen, zucke ich zusammen. Sie liegt flach da, festgeschnallt an eine hölzerne Vorrichtung, die ihren Körper stützt – Kopf, Nacken und Schultern. Unter dem Kinn sitzt eine stabile Plastikklammer, die fest um ihren Nacken gelegt ist. Damit der Kopf nicht zur Seite kippt, liegt an jeder Seite ein Sandbeutel. Ihr Bruder folgt der Trage. Zuerst bin ich erleichtert, weil sie offenbar kaum Beschwerden hat; aber dann fällt mir wieder ein, dass sie eine Hmong ist.

Nun hängt es von Medizin, Glück und Schicksal ab. Als sie in die Notaufnahme gerollt wird, sehe ich, dass sie ihre Arme und Beine bewegen kann, auch die Finger; sie atmet langsam und gleichmäßig. Keine offensichtlichen Anzeichen einer Lähmung. Ich muss Gewissheit haben, indem ich jeden noch so kleinen Bereich ihrer neurologischen Funktionen gründlich untersuche.

Die Sanitäter tragen sie auf dem Stützbrett in das Krankenhausbett. Jetzt übernehme ich sie. In ihrem Gesicht ist keine Spur von Schmerz oder Unwohlsein zu erkennen. Äußerlich ist nicht zu sehen, dass etwas nicht in Ordnung ist, noch weniger, dass sie ein gebrochenes Genick hat. Sie zeigt keine Reaktion, als ich leicht auf die gebrochene Stelle drücke. Muskelkraft, Sinneswahrnehmung, motorische Funktionen, Reflexe – alles normal. Alle neurologischen Aspekte, die ich prüfe, sind erstaunlicherweise normal.

———

Als ich meine Untersuchung gerade beendet habe, kommt die Familie und strömt leise in den Raum. Das Gute an Hmong-Familien ist, dass in einer medizinischen Krise alle kommen. Das Schlechte an Hmong-Familien ist, dass in einer medizinischen Krise alle kommen. Großeltern, Cousins und Cousinen, Nachbarn, der Medizinmann – alle Generationen, vom Säugling bis zu den Alten. Mit Taschen voller Gemüse vom morgendlichen Markt. Offenbar wird die gesamte Hmong-Gemeinschaft durch irgendein geheimes Untergrundnetz schnell mobilisiert, und jedes Mal kommen sie alle. Da stehen sie nun alle als leise Zeugen, als hätte die Gesamtheit ihrer stummen Gegenwart die Kraft zu heilen.

Die nächsten Angehörigen stehen direkt neben dem Bett der Patientin. Der Vater ist kaum 1,50 Meter groß; er ist knochendürr und hat strähnige tiefschwarze Haare. Wenn er größer wäre, könnte man ihn wegen seiner gelbbraunen Gesichtsfarbe und seiner kantigen Wangenknochen für einen amerikanischen Ureinwohner halten. Die Kleidung ist schäbig, aber sauber. Er scheint ein Hmong-Einwanderer aus der ersten Generation zu sein, der nur gebrochen Englisch spricht; doch seine ausdrucksvollen Augen belegen, dass er klug und scharfsinnig ist. Ich habe gelernt, dass in Hmong-Familien der Vater die wichtigen Entscheidungen trifft.

Ich stelle mich vor und bin darauf gefasst, ihnen Schritt für Schritt zu erklären, was passiert ist. In solchen Momenten merkt man, wie sehr sich die Arbeit in der Notaufnahme von der in einer Privatpraxis unterscheidet – man wird ständig mit Familien in Notsituationen konfrontiert, die einen nicht kennen. Und muss in kurzer Zeit eine Beziehung aufbauen, die es ihnen ermöglicht, einem die Behandlung ihres kranken oder verletzten Kindes anzuvertrauen. In dieser speziellen Situation fühle ich mich im Nachteil, denn anstatt mich nur als einzelnen Menschen zu sehen, bin ich in ihren Augen die Verkörperung der gesamten westlichen Medizin – und sämtlicher Notfallärzte.

Was mache ich, wenn der Vater fragt, warum wir den Bruch letzte Nacht übersehen haben? Was soll ich dann sagen? Dass so etwas gelegentlich passiert – wenn auch selten? Wird ihn das zufrieden stellen? Eine Chance von eins zu einer Millionen ist kein Trost für Eltern, deren Kind betroffen ist.

»Wir haben Ihre Tochter heute Morgen zurückgeholt, weil es nach dem Röntgenbild von letzter Nacht so aussieht, als sei einer ihrer Nackenwirbel gebrochen.«

Ich ertappe mich dabei, wie ich dümmlich die Stimme hebe, als ob ein Ausländer besser Englisch verstünde, wenn es lauter gesprochen würde.

»Wir haben sie vorsichtshalber sofort zurückgeholt, damit ein Rückenmarkspezialist sie behandeln kann. Zum Glück ist die Untersuchung positiv verlaufen, ich kann kein Anzeichen einer Verletzung des Rückenmarks erkennen. Ich glaube, sie wird es gut überstehen.«

Ich suche nach einer Reaktion im Gesichtsausdruck des Vaters. Obwohl er der Logik meiner Schlussfolgerung offenbar folgen kann, kommt es weder zu einem Blickkontakt noch zu einem Gespräch zwischen uns, sein Verhalten drückt keine Erleichterung aus. Er starrt an mir vorbei –

sein Blick ist auf etwas anderes gerichtet, weit in der Ferne; er scheint skeptisch zu sein, als warte er auf weitere Erläuterungen.

Vielleicht versteht er das Ganze besser, wenn ich ihm das Röntgenbild zeige …

»Kommen Sie bitte, Sir, ich möchte Ihnen das Röntgenbild zeigen.«

Ich klemme die Aufnahme an den eingeschalteten Bildschirm. Um die anatomischen Details zu erklären, den feinen Haarriss, die leichte Verschiebung der Knochen. Wenn Eltern die Aufnahmen sehen, können sie manchmal besser einschätzen, wie schwierig es ist, diese feinen Anomalien zu erkennen. Und wenn sie die technische medizinische Sprache hören, schöpfen sie zuweilen mehr Vertrauen in die Fähigkeiten des Arztes.

Doch bevor ich etwas dazu sagen kann, wird das Gesicht des Vaters rot vor Wut – Wut und Enttäuschung. Seine feucht glänzenden gelblichen Augen sehen konzentriert auf den leuchtenden Metallkasten. Er schließt die Augen, öffnet sie wieder. Dann spricht er zum ersten Mal:

»*Ich Arzt gesagt, ist gebrochen. Er nicht zugehört. Ist gebrochen – genau da.*«

Und er hebt seinen kurzen, dünnen und knorrigen Zeigefinger wie eine Wünschelrute und zeigt genau auf die Stelle der »Hangman's-Fraktur«.

»*Er nicht zugehört. Ich ihm gesagt, ist gebrochen. Er nicht zugehört.*«

Ich bin sprachlos. Soll ich jetzt lachen oder einfach nach Hause gehen? Habe ich gerade wirklich gehört, was ich zu hören geglaubt habe? Wenn ja, *wie konnte er das wissen*? Beinahe begehe ich einen Fehler und frage ihn … Aber ich fange mich rechtzeitig. Ich darf nicht fragen – denn Fragen öffnen mitunter gefährliche Türen, führen zu Wutausbrüchen, und das könnte meine Fähigkeit, diesen Fall zu behandeln, untergraben. Ich muss mich zusammennehmen – denn in diesem Moment bin ich in der unangenehmen Lage, absolut nichts mehr sagen oder tun zu können.

Zum Glück klingelt mein Pieper, und ich muss den Raum verlassen. Draußen überfliege ich den Abschnitt mit den persönlichen Informationen auf Lu Wongs Krankenkarte, unter »Beruf des Vaters« steht: »Geflügelzüchter«.

Es ist Marcus. »Ist sie da? Hast du sie gesehen? Wie geht es ihr?«

»Es ist alles in Ordnung, bei der Untersuchung war alles normal, es geht ihr gut.«

»Sag das noch einmal.«

»Alles ist normal. Der Neurologe ist hier. Er bringt sie in die Chirurgie, um die Knochen zu verdrahten.«

»*Normal*. Ich kann es nicht fassen. In den letzten zwölf Stunden meines Lebens war nichts normal. Zwölf Stunden? Es kommt mir eher wie ein Zeitraum von zwanzig Jahren vor. Ich habe hier gesessen und mir über den Rest meines Lebens Sorgen gemacht, mich gefragt, wie es weitergehen wird. Habe gedacht, wenn ihr etwas passiert, müsste ich die Notaufnahme aufgeben. Die Medizin aufgeben. Wie könnte ich jemals wieder einen wichtigen Fall übernehmen, nachdem ich so versagt habe? Ist ihre Familie da?«

»Sie sind alle hier.«

»Sind sie wütend wegen letzter Nacht?«

»Ich glaube, sie sind erleichtert, dass es ihr gut geht.«

»Weißt du, ich habe den ganzen Morgen lang gedacht: *Was ist schief gelaufen? Was habe ich übersehen?* Und dann fiel mir ein, dass etwas sehr Merkwürdiges bei diesem Fall passiert ist. Wirklich merkwürdig. Als ich der Familie erzählte, dass das Röntgenbild normal aussähe, begann der Schamane mit Münzen auf den Armen und Beinen des Mädchens herumzureiben. Dann legte der Vater die Hand auf ihren Nacken und schloss seine Augen. Nach ungefähr einer Minute sah er mich an und sagte: *Nein, ihr Genick ist gebrochen.* Ich konnte es nicht glauben, dachte, es wäre ein Scherz. So etwas habe ich noch nie erlebt. Ich war vollkommen perplex, und ich glaube, ich habe einfach weitergemacht. Wahrscheinlich hätte ich innehalten und aufmerksamer zuhören sollen.«

Ordnung in das Chaos bringen. Während der Tätigkeit in der Notaufnahme trägt man die oberste Verantwortung und muss bei unzähligen Patienten eine Diagnose stellen und sie behandeln. Sorgfältig, gründlich, mitfühlend. Egal wie müde oder in welcher Stimmung man ist oder was um einen herum sonst noch passiert. Man braucht viele Jahre, um zu akzeptieren, dass man dabei nie perfekt sein wird. Obwohl man mit hohem Risiko spielt, andere Unfehlbarkeit erwarten und man jedes Mal besser wird, gelangt man zwangsläufig zu der Erkenntnis, dass es viele Faktoren gibt, die man nicht beeinflussen kann und die über das Ergebnis eines Falles entscheiden. Manchmal – selbst wenn man sich bestens vorbereitet und während der Arbeit sein ganzes Wissen und seine ganze Erfahrung anwendet –, manchmal ist man einfach an der Reihe und bekommt den schwarzen Peter.

Wenn das passiert, kannst du nur hoffen, dass von irgendwoher etwas anderes dazukommt – eine seltsame Information, ein kleiner Anhaltspunkt, eine merkwürdige Ahnung –, etwas, das deine Aufmerksamkeit auf sich lenkt und dir hilft, bevor es zu spät ist.

Es gibt ein gewisses *Etwas* – nennen Sie es Scharfblick, Intuition, Hellsehen, nennen Sie es, wie Sie wollen –, das in keinem Inhaltsverzeichnis eines medizinischen Lehrbuchs steht. Und doch bin ich ihm oft genug begegnet, um zu wissen, dass es existiert, oft als eine Art Synchronisation, die ein Elternteil mit seinem Kind verbindet. Eltern wissen bestimmte Dinge über ihre Kinder, auf eine Art und Weise, die ein Arzt niemals kennen lernen wird. Dieses Wissen ist unergründlich. Die geheimnisvollste Sache auf dieser Welt, zwei getrennte und unterschiedliche Realitäten verschmelzen miteinander – vielleicht weil sie im Grunde gar nicht so getrennt und unterschiedlich sind.

Jedes Mal wenn mir das während meiner Arbeit in der Notaufnahme begegnet, werde ich an die folgende Lektion erinnert: Nimm dir die Zeit, innezuhalten und aufmerksam zuzuhören; bleibe wachsam für die entscheidende Information, die zu jeder Zeit von irgendwoher kommen kann. Besonders wenn ein Elternteil eine Ahnung bezüglich seines Kindes hat. Es kann bei der Lösung helfen, kann einen leiten – wenn man es zulässt. Selbst wenn es aus der unwahrscheinlichsten Quelle stammt – zum Beispiel der knorrigen, verdrehten Zeigefingerspitze eines Vaters und seiner Intuition.

Flügel aus Wachs

11. August 1992
Notaufnahme
Kinderkrankenhaus

Das Funkgerät knistert. Über den Lautsprecher kommt der Anruf eines Krankenwagens herein.

»Hier Rettungswagen, rufe die Notaufnahme des Kinderkrankenhauses. Bitte kommen.«

Während man die Stimme des Sanitäters hört, gellt für einen kurzen Augenblick eine Sirene im Hintergrund. Sirenen ziehen immer die Aufmerksamkeit auf sich. Jeder in Hörweite hält also einen Moment lang bei seiner Tätigkeit inne, um zu hören, wie ernst eine Sache ist. Es könnte alles Mögliche sein, von Verstopfung bis zum kompletten Herzstillstand. Ich vermute Verstopfung oder etwas Ähnliches, denn die Stimme am anderen Ende klingt unbeteiligt und ruhig.

Eine Krankenschwester nimmt den Hörer des Funkgerätes ab. »Hier Kinderkrankenhaus, was gibt's?« »Wir haben ein vierzehnjähriges Mädchen. Selbstmordversuch. Hat zehn Paracetamol-Tabletten geschluckt. Sie hat sich einmal übergeben. Ihre Lebenszeichen sind stabil. Wir müssten in ein paar Minuten da sein.«

»Verstanden. Wir warten. Ende.« Die Schwester legt auf und schreibt die Nachricht in das Dienstbuch. Dann dreht sie sich zu uns um und wiederholt diskret die Meldung: »Eine Jugendliche, Selbstmordversuch, hat zehn Paracetamol-Tabletten geschluckt, der Krankenwagen ist in ein paar Minuten hier …« Gerade laut genug, damit das restliche Notaufnahme-Team sie verstehen kann, ohne dass die Information in die Untersuchungsräume dringt.

Ein weiterer Fall, bei dem eine Jugendliche Tabletten geschluckt hat. Ich habe gerade erst einen erlebt, vor circa einer Woche. Die gleiche Situation: ein Mädchen, das eine Handvoll Tabletten geschluckt hat – Eisentabletten, glaube ich. Zum Glück ging alles glimpflich aus. Ich erinnere mich, dass ich mich dabei ertappte, wie ich dastand und sie ansah, nachdem wir die medizinische Behandlung abgeschlossen hatten. Sie lag verschlossen auf ihrem Bett, und ich war neugierig, warum ein junger Mensch, der das ganze Leben noch vor sich hat, so etwas macht – versucht, sich Schaden zuzufügen. Also fragte ich sie – *warum*? Und sie antwortete, sie wollte eigentlich gar nicht versuchen, sich umbringen, sondern sei einfach wütend geworden, als ihre Mutter sie nicht die Klamotten kaufen ließ, die sie für den Schulanfang brauchte. *Wegen Schulkleidung*? Meine automatische Reaktion war der Gedanke: *Wie lächerlich.* Es war die einzige Reaktion, zu der ich fähig war, nachdem ich so viele andere kranke Kinder gesehen hatte, Kinder mit Krebs im Endstadium, die alles geben würden, nur um ein weiteres Jahr in die Schule gehen zu können, egal mit welcher Garderobe. Doch später, als ich ein wenig darüber nachdachte, fiel mir ein, dass Kleidung für Jugendliche sehr viel mehr bedeutet als nur ein oberflächliches Etwas, das man am Körper trägt; Kleidung symbolisiert ihre Beziehung zu Gleichaltrigen. *Was für das Mädchen damals alles bedeutete.* Es ist nicht immer leicht, doch man muss einen Weg finden, ihre Sichtweise zu verstehen und zu respektieren, wenn man mit Jugendlichen Fortschritte machen und weiterkommen möchte.

Heute sind es Paracetamol-Tabletten. Und das kann sehr ernst sein, sogar tödlich, weil eine Überdosis die Leber zerstören kann. Kein Grund zur Panik – noch nicht –, denn zehn Paracetamol-Tabletten, die von einer Jugendlichen geschluckt wurden, *dürften* keine ernsthafte Vergiftung verursachen. *Dürften.* Aber das gilt nur, wenn sie tatsächlich *nur zehn* Tabletten genommen hat. Ich habe Jugendliche behandelt, die behaupteten, sie hätten zehn Tabletten genommen, obwohl sie in Wirklichkeit hundertzehn geschluckt hatten. Man kann erst nach einem Bluttest sicher sein. Und dann gibt es noch die Möglichkeit der gleichzeitigen Einnahme eines anderen Medikaments – wenn sie außer dem Paracetamol noch etwas anderes genommen und nichts davon gesagt haben, etwas wesentlich Gefährlicheres, wie zum Beispiel Antidepressiva, die Anfälle, Koma, ja sogar Herzstillstand und plötzlichen Tod verursachen können …

Am Anfang eines solchen Falles gibt es immer viele offene Fragen. Deshalb machen wir das »Einnahme-Protokoll«, sobald sie ankommen, denn in den meisten Fällen wird das Risiko einer ernsthaften Vergiftung umso größer, je mehr Zeit vor der Behandlung verstreicht. Wir müssen uns vorbereiten, denn es gibt viel zu tun.

»Können Sie das Mädchen übernehmen, wenn sie ankommt?«, bitte ich die Schwester, die den Funkspruch entgegengenommen hat.

»Joan und ich können uns um sie kümmern.«

»Gut. Fangen Sie mit der Entgiftung an. Ich komme dann und untersuche sie.«

Die Schwestern ziehen wasserdichte Kittel, Plastikschutzbrillen, Gesichtsmasken, gebauschte Operationsmützen und Gummihandschuhe an. Es sieht jedes Mal so aus, als wollten sie eine lebensgefährliche Müllhalde betreten. Und genauso sieht der Raum normalerweise auch aus, wenn die Entgiftungsprozedur beendet ist.

Am Ende des Ganges öffnen sich die Schiebeglastüren, und die Sanitäter rollen die Transportliege langsam auf uns zu.

»Wo soll sie hin?«, fragen sie.

»Bringen Sie sie in Raum B. Wir haben alles vorbereitet.«

Das Mädchen ist eine junge Jugendliche. Eher jung als jugendlich. Noch in der unangenehmen Zahnklammer-Phase. An jedem Finger trägt sie Ringe und glitzernden

Nagellack. Sie wirkt verschlossen und ängstlich, genau wie all die anderen, wenn sie in die Notaufnahme kommen. Ihr Gesichtsausdruck ist immer der gleiche – wenn sie die Schwestern bemerken, die wie fremde Wesen aus dem All gekleidet sind, und den Raum, der voll mit Schläuchen, Beuteln mit Kochsalzlösung, riesigen Spritzen, Infusionsausrüstung und den leuchtenden und piependen Monitoren ist. Hier stellen sie zum ersten Mal fest, dass eine Menge mehr passieren wird, als sie erwartetet hatten.

Die Sanitäter legen sie auf das Krankenbett in Raum B und kommen zurück, um die Papiere fertig auszufüllen.

»Was ist passiert?«, frage ich sie auf dem Gang.

»Keine Ahnung. Sie hat nicht mit uns gesprochen.«

»Wo ist die Mutter?«

»An der Anmeldung. Sie ist mit uns im Wagen gefahren. Sie weiß, dass wir hier sind und dass Sie gleich loslegen werden.«

Die Schwestern schließen die Tür zu Raum B, damit das Mädchen ein Krankenhausnachthemd anziehen kann und sie mit der Entgiftung beginnen können. In der Zwischenzeit schreibe ich Anweisungen und gehe anschließend hinein, um sie zu untersuchen. Es ist wahrscheinlicher, dass ich ehrliche Antworten auf meine Fragen bekommen, wenn ich an der gleich stattfindenden schmerzhaften Prozedur nicht beteiligt bin. Fragen – um zu entscheiden, ob dies ein echter Selbstmordversuch ist. Meistens ist es keiner; die meisten Jugendlichen, die eine Hand voll Tabletten schlucken, suchen Aufmerksamkeit und wollen sich nicht wirklich Schaden zuzufügen. Das ist dann kein echter Suizidversuch, sondern wird »Suizidale Handung« genannt, oder auch »Anpassungsreaktion von Jugendlichen«. Die Unterscheidung ist wichtig, denn »Suizidale Handlung und Anpassungsreaktion« implizieren, dass sie es wahrscheinlich nicht wiederholen. Ich werde meine Fragen stellen, aber es wird Sache eines Psychiaters sein, die endgültige Entscheidung zu treffen. Wenn wir den medizinischen Teil erledigt haben, kommen sie, um den psychologischen Teil zu übernehmen.

Psychologischer Teil. Jugendliche gehören zu meinen schwierigsten Notaufnahme-Fällen. Diese unwiderstehliche Mischung aus Körper und Begierde und Neugier und Lust, wobei alles zusammen normalerweise der Fähigkeit, etwas abzuschätzen, zu beurteilen und zu analysieren, viel zu weit voraus ist. Jugendliche sind körperlich in der Lage, Dinge zu tun, die typisch für Erwachsene sind, die viele Lebensläufe verändern können – zum Beispiel Kinder großzuziehen, sich selbst unter dem dunklen Deckmantel der Sucht außer Gefecht zu setzen oder genug Gewalt auszuüben, um jemanden zu verstümmeln oder zu töten … Wenn man einen schwierigen Jugendfall behandelt, muss man sich ins Gedächtnis rufen, dass Sehnsüchte nicht vom Verstand gemäßigt werden und dass in diesem Alter alles oft unbesonnen angegangen wird und noch dazu mit hektischer Geschwindigkeit.

Die schwierigen Jugendlichen vergisst man in diesem Beruf nie. Jugendliche, die Risiken eingehen – zu viele Drogen, Geschlechtskrankheiten, ungeplante Schwangerschaften. Der Fall, dass ein Kind sich selbst Schaden zufügt und sich die Zukunft verbaut, kommt im Alltag eines Kinderarztes ganz selten vor. Der Hauptgrund, warum ich eine Laufbahn in der Pädiatrie gewählt habe, war, dass die medizinischen Probleme von Kindern selten – wenn überhaupt – die Ursache von Selbstzerstörung oder Nachlässigkeit sind. Die Bemühungen eines Arztes konzentrieren sich also auf die sinnvolle Arbeit, einen echten Fehler zu korrigieren oder ein angeborenes Unglück rückgängig zu machen.

Doch im Jugendalter stoßen die Prinzipien eines Kinderarztes irgendwann auf Widerstand. Wie bei dem sechzehnjährigen Asthmatiker, der sich sechs Monate lang keine Medikamente mehr verschreiben ließ und an seinem Keuchen fast erstickte, als er in die Notaufnahme eingeliefert wurde; nachdem wir ihn fünf Tage auf der Intensivstation behandelt hatten (von denen er drei Tage an einer Beatmungsmaschine hing), schließlich seine Lungen frei bekommen hatten und ihn nach Hause schicken konnten, sah ich ihn mit seinen Freunden im Einkaufszentrum herumhängen – und *Zigaretten rauchen*. Oder der Jugendliche, der einen kostbaren Zeigefinger verlor und schwere Brandverletzungen im Gesicht und an der Brust davontrug, als eine Feuerwerksrakete in seiner Hand losging. Oder die zugedeckte Leiche irgendeines x-beliebigen Jugendlichen, der sich betrunken ans Steuer gesetzt hatte; man bat mich, ihn offiziell für tot zu erklären.

Es ist von vornherein zum Scheitern verurteilt, einem Jugendlichen den Rat zu geben, die Dinge aus einer anderen Perspektive zu betrachten. Von ihnen zu erwarten, dass sie über Ursache und Wirkung nachdenken, der Versuchung widerstehen, nur nach den eigenen Bedürfnissen zu handeln, oder einsehen, dass sie sich mäßigen müssen.

Mäßigen? Nicht sehr wahrscheinlich, da man in diesem Alter noch nicht das tiefe Bedauern kennt, das folgt, wenn man sich eine Tür im Leben für immer verschlossen hat.

Heute sind es also Paracetamol-Tabletten. Zuerst müssen wir eine gastrointestinale Entgiftung vornehmen. Eine Säuberung der Därme. Eine Spülung in zwei Phasen. Bei der ersten Phase wird der Magen ausgespült – ausgepumpt – mit Hilfe eines ein Meter langen, stabilen Plastikschlauches (er sieht aus wie ein Gartenschlauch), der durch den Mund und die Speiseröhre geführt wird; danach wird der Schlauch mit Kochsalzlösung durchgespült, bis keine Tablettenrückstände mehr herauskommen. In der zweiten Phase trinkt der Patient ein Bindemittel, das durch die Därme strömt und alle Medikamente, die noch in den Eingeweiden vorhanden sind, daran hindert, sich weiter im Körper zu verteilen.

In Raum B verstreichen lautlos zehn Minuten, ich höre kein Geräusch von drinnen. Was normalerweise darauf hindeutet, dass die Spülung reibungslos verlaufen ist. Nachdem ich meine Anweisungen in den Computer eingegeben habe, gehe ich hinein; das Mädchen trägt ein Krankenhausnachthemd, sitzt aufrecht und verkrampft auf dem Bett und sieht auf die große Plastikschale in ihrem Schoß, in der der heraufbeförderte Mageninhalt aufgefangen wird. Doch die Schüssel ist leer. Eine Schwester steht da und hält den unbenutzten Spülungsschlauch in der Hand, die andere wartet mit der Kochsalzspülung. *Warum haben sie noch nicht angefangen?*

»Wie läuft es?«, frage ich.

»Wir haben Probleme, den Schlauch hinunterzubekommen.«

»Brauchen Sie Hilfe?«

»Ja, bitte.«

Ich ziehe Gummihandschuhe an und stelle mich dem Mädchen vor. Sie starrt auf die leere Schale.

»Verstehst du alles, was wir tun müssen und warum?«, frage ich sie.

Sie wirkt abwesend und ziemlich nervös. Sie sieht mir nicht in die Augen und antwortet nicht.

In Momenten wie diesen habe ich immer das Bedürfnis, eine Predigt zu halten, weil ich so deprimiert bin, wenn ein Jugendlicher keine Anstalten macht mitzuarbeiten. Ich möchte etwas Naheliegendes sagen, zum Beispiel: »Du weißt, dass du dir das hier selbst zuzuschreiben hast«, oder: »Vielleicht denkst du das nächste Mal besser darüber nach«. Aber ich widerstehe dem Bedürfnis. Teilweise, weil es nie eine Wirkung zeigt. Und weil ich dem, was ihr unmittelbar bevorsteht, nicht auch noch ein erniedrigendes Schamgefühl hinzufügen möchte – dem heftigen Schmerz, den sie gleich spüren wird, wenn ich den langen, festen Schlauch ihren Hals hinunterschiebe. Ich möchte es nicht tun; es widerspricht meinem Instinkt, einem Kind Schmerz zuzufügen. Doch die medizinische Realität verlangt, dass ich es tue.

Aber ich warte lieber noch einen Moment, bevor wir anfangen, um sicherzustellen, dass sie versteht, was jetzt passiert.

»Als dein Arzt muss ich dir noch ein paar Dinge sagen.

Was du getan hast, kann mitunter sehr gefährlich sein. Manche Leute glauben, Paracetamol sei harmlos, weil man es überall kaufen kann. Aber du solltest wissen, dass eine Überdosis die Leber zerstören kann. Und ohne Leber kann man nicht leben. Ich sage das nicht, um dir Angst zu machen; wir können erst nach dem Bluttest entscheiden, wie ernst es ist. Aber es sind wichtige Informationen für dich, über die du nachdenken solltest, bevor du so etwas noch einmal machst.«

Sie reagiert nicht auf meine Moralpredigt. Es ist Zeit, mit der Spülung anzufangen.

»Wir müssen deinen Magen mit dem Schlauch ausleeren. Verstehst du das?«

Sie nickt kaum merklich, ohne hochzusehen.

»Es dauert ungefähr eine Minute, den Schlauch hineinzuschieben. Es ist unangenehm. Du wirst würgen und dich wahrscheinlich übergeben. Aber wenn du langsam und tief durchatmest, geht es schnell. Du wirst immer noch atmen können, auch wenn es sich so anfühlt, als würdest du ersticken. Versuche, nicht dagegen anzukämpfen. Wenn du das machst, ist es schwieriger. Es tut mir Leid, dass wir das machen müssen.«

Wir arbeiten von beiden Seiten des Bettes, wobei das Gesicht der Patientin wegen der zu erwartenden Prozedur nach vorne zeigt. Mit meiner linken Hand drücke ich den Kopf des Mädchens nach hinten gegen die hochgestellte Rückenlehne des Bettes. Sie öffnet den Mund. Mit meiner rechten Hand schiebe ich den Schlauch hinein.

Sobald er auf ihrer Zunge ist, kann sie nichts mehr tun,

um ihn aufzuhalten. Dieser Vorgang bedeutet für alle quälende Minuten – denn wenn das vordere Ende des Schlauches hinten an ihren Hals stößt, beginnt sie zu würgen und zu erbrechen, ein starkes, grässliches Erbrechen, das den ganzen Körper erfasst und dazu da ist, eine giftige Substanz abzustoßen. Anfangs muss ich den Schlauch fest hineindrücken, um das Ende durch die scharfe Kurve hinten in ihrem Hals schieben zu können. Dann kommt das tiefe, dumpfe Husten und die Würgegeräusche, wie die panischen Schreie von jemandem, der untergetaucht wird und ertrinkt; es klingt dumpf, weil der dicke Schlauch gegen ihre Stimmbänder drückt.

Das Mädchen beißt fest auf den Schlauch, ihre einzige Verteidigung gegen den stechenden Schmerz, der mitten durch ihren Körper jagt. Solange sie würgt, kann sie nicht beißen, also schiebe ich den Schlauch bei jedem Würgekrampf weiter hinein. Als er ungefähr zur Hälfte verschwunden ist, beginnt sie zu erbrechen – ein Schwall aus teilweise verdauter Nahrung, Galle und einer braunen, dicken Flüssigkeit, vermischt mit weißen Tablettenstückchen. Ihr Würgen wird immer wieder vom Erbrechen unterbrochen. Bitterer, fauler Gestank erfüllt den Raum und verpestet die Luft – es ist widerlich, und mir wird schlecht, als müsste ich mich ebenfalls erbrechen. Ich möchte mich abwenden, doch ich muss weiterschieben. Sie erbricht durch den Schlauch, am Schlauch vorbei, durch ihre Nase – ein Teil landet in der Schale, ein anderer Teil in ihrem Schoß, einiges auf dem Bett und dem Boden. Eine ganze Menge auf meinem Arm und der Hand, die den Schlauch schiebt; er rutscht mir fast aus der

Hand, weil der schmutzige Gummihandschuh nass und glitschig ist. Nur noch ein kleines bisschen …

Während sie würgt, drücke ich ihren Kopf nach hinten, sie gerät in Panik und wehrt sich in ihrem Schmerz, so dass ich noch fester zudrücken muss. Ansonsten würde sie reflexartig versuchen, sich zu schützen, den Schlauch zu ergreifen und ihn herauszuziehen. Und dann müssten wir ganz von vorn anfangen. Ihre Nasenlöcher sind weit geöffnet; ihre Finger krallen sich in meinen Arm, sie sind weiß vor Anspannung. Ich halte ihren Kopf noch fester und versuche, sie zu beruhigen, ihr klar zu machen, dass sie nicht ersticken wird und dass sie langsam und tief durchatmen soll. *Atme durch die Nase*, sage ich. Von dem stechenden Schmerz steigen ihr Tränen in die Augen. Noch einmal schieben, und der gelbe, durch den Schlauch fließende Magensaft zeigt, dass ich nicht weiterschieben muss.

»So, jetzt ist er drin. Ich schiebe nicht weiter. Atme tief durch. Alles in Ordnung?«

Sie nickt kaum merklich.

»Wir lassen den Schlauch jetzt so stecken. Schieben nicht weiter. Atme einfach nur langsam und tief durch. Gut – dann machen wir jetzt die Spülung.«

Hektisch bewegen sich ihre Augen hin und her, um zu sehen, was als Nächstes passiert. Ich halte ihren Kopf etwas lockerer und verankere den Schlauch an der richtigen Stelle, indem ich ihn gegen die Innenseite ihrer unteren Schneidezähne drücke. Die Schwester beginnt mit der Spülung, sie drückt eine große Spritze voll Kochsalzlösung durch den Schlauch, in den Magen; dann zieht sie den Kolben wieder zurück, um die leere Spritze mit Kochsalzlösung und Mageninhalt zu füllen. Nachdem sie das Zeug in die Schale gedrückt hat, nimmt sie eine neue Spritze und wiederholt den Vorgang. Sie drückt es wieder in die Schale und beginnt von vorn. Ich muss den Auswurf untersuchen und prüfen, ob er Tablettenrückstände enthält. Nach zehn Spülungen ist die Flüssigkeit, die aus dem Magen kommt, völlig klar. Außer den Blutspuren, die das Schaben des Schlauches an ihren Magenwänden verursacht.

»Sieht klar aus jetzt. Ziehen Sie ihn bitte raus.«

Vorsichtig entfernt die Schwester den langen Plastikschlauch aus dem Magen. Das Mädchen holt tief Luft und macht dabei ein Geräusch wie ein erschöpfter Taucher, der endlich an die Oberfläche kommt, sie erbricht ein letztes Mal in die Schale. Von ihren Haaren, ihrer Nase und ihrem Kinn tropft Erbrochenes.

»So. Jetzt machen wir eine Pause und räumen auf. Danach kommt die Kohle.«

Die Schwestern streifen ihre Schutzkleidung ab und fangen an, alles zu säubern – den benutzten Schlauch, die leeren Spritzen, zwei Schalen, die mit Kochsalzlösung, Speichel und blutigem Auswurf gefüllt sind, die schmutzigen Bettlaken, Decken und Kissen. Anschließend waschen sie das Gesicht des Mädchens, ihre Haare, Arme und die zitternden Hände. Sie putzt ihre Nase, um sie zu säubern. Ihr Nachthemd muss gewechselt werden. Ich verlasse den Raum, um mich ebenfalls zu waschen und meinen schmutzigen Kittel zu wechseln.

Zeit für das Bindemittel. Flüssige Kohle. Ein dicker, schwarzer, zähflüssiger Brei. Als würde man schwarzen Teer trinken – zwei große Styroportassen voll. Es läuft durch die Därme, bindet und löst jedes Medikament, das nicht durch die Spülung entfernt wurde. Schlückchenweise von dem bitteren, kreidigen Teer zu trinken ist ein langsamer, unangenehmer Vorgang. Die Kohle färbt alles, was sie berührt, schwarz, einschließlich der Lippen und der Zähne. Man bekommt sie nicht von der Kleidung. Erbrochenes und die Kohle haben mich gelehrt, dass es in der Notaufnahme besser ist, in einem Kittel statt in Straßenkleidung zu arbeiten.

Nachdem ich mich gewaschen und den Kittel gewechselt habe, gehe ich zurück in Raum B. »Wie läuft es mit der Kohle?«

»Wir arbeiten daran. Haben noch keine hinunterbekommen.«

Die Krankenschwestern haben außergewöhnlich viel Geduld mit ihr. Ich kenne andere mit weniger Verständnis für so etwas. Sie murren, weil sie sich mit solchem »jugendlichen Blödsinn« herumschlagen müssen, besonders wenn die Notaufnahme voller wirklich kranker Kinder ist, die auf ihre Behandlung warten. Einige sind sogar richtig verantwortungslos und hoffen, dass »Schlauch und Kohle ihnen für das nächste Mal vielleicht eine Lehre sein werden«. Was die Möglichkeit außer Acht lässt, dass die Jugendlichen bei der nächsten »Suizidalen Handlung« möglicherweise niemanden um Hilfe rufen, bis es zu spät ist, weil sie Angst davor haben, in die Notaufnahme zu kommen.

»Wo ist das Problem?«, frage ich.

»Ich trinke es nicht«, sagt das Mädchen trotzig.

Zeit, energisch zu werden. »Wir diskutieren nicht über die Kohle. Sie geht da hinein, so oder so. Du hast die Wahl – entweder trinkst du sie, oder wir müssen wieder einen Schlauch benutzen, um sie durch den Hals zu bekommen. Denk darüber nach. Ich komme wieder.«

Nach ein paar Minuten komme ich zurück und sehe, dass das Mädchen die Kohle hinunterschluckt. Ich hatte noch nie einen Patienten, der sich nach der Erwähnung eines weiteren Schlauchs geweigert hat, sie zu trinken – und zwar restlos.

Inzwischen ist ihre Mutter eingetroffen. Es ist ihr unangenehm, hier zu sein, wie allen Eltern in dieser schwierigen Situation. Viele Eltern fühlen sich, als gingen sie in ein Gefängnis, um die Kaution zu zahlen. Der Familienname ist beschmutzt. Nachdem ich mich vorgestellt habe, erkläre ich, was bis jetzt passiert ist.

Danach bin ich nie ganz sicher, wen ich im Untersuchungsraum ansprechen soll, den jugendlichen Patienten oder seine Eltern. Sind Jugendliche Kinder oder Erwachsene? Möchten sie die Verantwortung für ihre eigene Gesundheit übernehmen? Meistens nicht. Doch jedes Mal bemühe ich mich, höflich und respektvoll zu sein, sie anzusehen und ihnen zu erzählen, was ich herausgefunden habe und welche Untersuchungen durchgeführt werden müssen und auch welche Behandlung erforderlich ist und warum. Ich sehe sie an und erzähle es ihnen, bis sie mir zeigen, dass sie kein Interesse daran haben, mir zuzuhören.

Dann versuche ich, meine Enttäuschung zu bremsen, und verlagere die Konzentration auf ihre Eltern.

»Haben Sie bis jetzt irgendwelche Fragen?«, frage ich die Mutter.

»Nein. Sie sagten, der Bluttest wird zeigen, ob es ein ernstes Problem gibt?«

»Richtig. Die Ergebnisse müssten inzwischen eigentlich da sein. Ich sehe mal im Computer nach.«

Ich verlasse Raum B und schließe die Tür, damit sie ungestört miteinander reden können. Dann gebe ich den Namen des Mädchens in den Computer ein und klicke das Feld für *Ergebnisse* an: *Paracetamol-Spiegel – 20 mg/dl;* gut, weit unter dem gefährlichen Bereich. Kein Grund zur Sorge also, dass die Leber geschädigt ist. Urinuntersuchungen in Bezug auf Drogenmissbrauch – negativ. Schwangerschaftstest – positiv ...

Positiv?? Nein – das kann nicht sein. Hier muss ein Fehler vorliegen. *Sie ist erst vierzehn Jahre alt.* Das muss ich mir bestätigen lassen. Ich rufe im Labor an und bitte um eine Überprüfung, ob die Ergebnisse tatsächlich zu dieser Patientin gehören – *ja, es ist ihre Urinprobe* und *ja, der Test ist positiv.* Ich bitte sie, den Test noch einmal zu machen, und hoffe, dass sie sich vertan haben. Ungefähr fünfzehn Minuten später rufen sie zurück und bestätigen, dass der Wiederholungstest ebenfalls positiv ist.

Und jetzt? Es ist kein normaler Tablettenfall mehr. Es hat nichts mit Schulkleidung zu tun. Wem teile ich diese Ergebnisse mit – dem Mädchen oder ihrer Mutter? Beiden? Sollte ich zuerst das Mädchen informieren? Darf ich es der Mutter sagen, wenn ich es zuerst dem Mädchen erzähle und sie nicht will, dass ich es der Mutter sage? Es ist ihre Schwangerschaft. Unter normalen Umständen wäre ich, was die ärztliche Informationspflicht betrifft, gesetzlich verpflichtet, es dem Mädchen zu sagen; um ihr Recht auf die vertrauliche Behandlung ihrer Gesundheitsprobleme zu respektieren, wenn sie es fordert. *Aber sie hat versucht, sich umzubringen.* Dieser Fall zieht eine ganze Reihe von psychologischen Folgen nach sich. Keine meiner Überlegungen steht in den Vorschriften – die ich bisher beachtet habe.

Nachdem ich die Möglichkeiten in Gedanken durchgegangen bin, erscheint es mir am sinnvollsten, zuerst mit der Mutter zu sprechen – allein. Denn das Mädchen ist erst vierzehn Jahre alt. Psychologisch betrachtet ist sie noch ein Kind; und wahrscheinlich hat sie die Tabletten geschluckt, weil ihre Periode ausblieb und sie Angst hatte, schwanger zu sein. Die »Suizidale Handlung« war ein Hilfeschrei. Die Tatsache, dass sie versucht hat, sich Schaden zuzufügen, befreit mich von jeglicher gesetzlichen Verpflichtung bezüglich ihres Rechts auf Vertraulichkeit. Sie braucht Unterstützung, um das durchzustehen; ich kann sie mit dieser Zwangslage nicht allein lassen.

Hoffentlich kann ihre Familie sie unterstützen. Das ist jetzt nicht der richtige Zeitpunkt für Beschimpfungen und Anschuldigungen. Die Schwangerschaft eines jungen Mädchens hat erhebliche langfristige Auswirkungen auf viele Menschen. Viele müssen sich darauf einstellen und Kompromisse eingehen: die junge Mutter und der Vater, die einen großen Teil ihrer jugendlichen Freiheit verlieren. Die neuen Großeltern, die als Betreuer im Allgemeinen die Hauptverantwortung für ein neugeborenes Baby übernehmen, und auch das Kind selbst, das oft benachteiligt ist und in einer häuslichen Umgebung aufwächst, die nicht gerade ideal ist. Manchmal geht alles gut aus, wenn jeder sich bemüht, sein Bestes zu geben. Aber das ist selten. Meistens funktioniert es wegen der ganzen Probleme und Vorwürfe nicht …

Die Mutter des Mädchens und ich sitzen allein im Ruheraum. Sie wirkt furchtbar angespannt – erregt, als könnte sie es nicht abwarten, hier wegzukommen. Am besten fange ich mit den guten Nachrichten an und erzähle, dass die Vergiftung keinen Schaden angerichtet hat; denn wenn ich mit dem Schwangerschaftstest anfange, will sie wahrscheinlich nichts anderes mehr hören.

»Ich möchte Ihnen die Testergebnisse mitteilen. Zunächst einmal: Nach dem Bluttest lag der Paracetamol-Spiegel weit unter dem gefährlichen Bereich, es besteht also kein Grund zur Sorge, dass die Leber geschädigt ist.«

»Gott sei Dank. Ich habe mir große Sorgen gemacht, als Sie sagten, dass es ernst sein könnte.« Sie steht auf. »Gut – sind wir dann jetzt fertig? Können wir gehen?«

»Leider nein. Ich muss Ihnen noch etwas erzählen. Bitte setzen Sie sich wieder.«

Jetzt haben wir den Teil des Pfades erreicht, der nach unten führt. Es gibt keine Möglichkeit, ihr die Sache zu erleichtern. Keine bessere oder schlechtere Methode, ihr diese Nachricht beizubringen. Ich muss es ihr wie eine medizinische Tatsache mitteilen – auf jede mögliche Antwort gefasst sein und versuchen, ihr zu helfen, mit dem Schock fertig zu werden.

»Wir haben einen Schwangerschaftstest gemacht – er ist positiv.«

»*Was? Was haben Sie gesagt?*«, fragt sie fassungslos mit einem bestürzten und gequälten Gesichtsausdruck – als hätte ihr jemand einen ganzen Eimer eiskaltes Wasser ins Gesicht geschüttet. »Schwanger? Ich bin nicht schwanger!«

»Nein – der Test ist von Ihrer Tochter.«

»Von wem?«

»Ihrer Tochter. Ihre Tochter ist schwanger. Wahrscheinlich hat sie deshalb die Tabletten geschluckt ...«

»*Meine Tochter? Schwanger? Das ist wohl ein Scherz?!*«, unterbricht sie mich. Sie sieht wütend und panisch aus, als wäre sie jederzeit bereit, auf eine unsichtbare Gefahr einzuschlagen, die über sie hereinbricht. Wut, Panik, Verwirrung ... dann legt sich ihre Härte seltsamerweise – für einen kurzen Moment. Das menschliche Gesicht ist offenbar nicht in der Lage, bei einem solchen Schock und einer solchen Verwirrung einen eindeutigen Ausdruck beizubehalten; es kommt immer zu einer eigenartigen Mischung zahlreicher Gefühle, die sich überdecken wie Wolken, die über einen stürmischen Himmel ziehen. Nachdem ihr Gesicht abwechselnd Bestürzung, Verwirrung, Schock, Schmerz und Wut gezeigt hat, wird es für einen ganz kurzen Augenblick weich, mit einem Anflug von – *verlegener Freude*. Denn alle Eltern hoffen, irgendwann diese Worte zu hören. Wahrscheinlich spielen sie diesen Moment viele Male in Gedanken durch. Und es schließlich zu erleben – selbst unter so schmerzlichen Umständen – löst einen unwiderstehlichen Freudenreflex bei ihr aus. Doch danach verlöscht jede Spur von Freude sofort wieder aus ihrem Gesicht, weil das Mädchen noch so jung ist.

»Ich kann es einfach nicht glauben – das muss ein Irrtum sein«, protestiert sie. »Mein Gott – sie ist doch noch ein Kind.«

Wenn Eltern anfangen, die Realität von sich zu schieben, muss man sich an die Fakten halten, damit sie bei der Sache bleiben. Also zeige ich ihr die Laborzettel mit den Ergebnissen.

»Ich habe den Test zweimal durchführen lassen, um sicherzugehen, und er war beide Male positiv.«

»Unmöglich. *Unsere Familie? Schwanger?* Wie kann das passieren?«

Sie scheint auf eine Antwort zu warten. Ich kann ihr keine geben. »Es kommt öfter vor, als Sie glauben. Gleich kommt der Psychiater, um mit ihr zu sprechen – vielleicht kann er Ihre Frage beantworten.«

Nach einer langen angespannten Pause fragt sie: »Und was passiert jetzt?«

»Falls der Psychiater kein Selbstmordrisiko feststellt, können Sie Ihre Tochter mit nach Hause nehmen. Vom medizinischen Standpunkt aus ist es eine Risikoschwangerschaft – ich empfehle Ihnen also, einen Termin bei einem Gynäkologen zu machen.«

»*Bei einem Gynäkologen?* Sie geht immer noch zu einem *Kinderarzt.* Sie hat diesen Sommer gerade mit Babysitten angefangen – was soll denn ein vierzehn Jahre altes Mädchen mit einem *eigenen* Baby anfangen? Was hat sie noch von ihrem Leben nach so einer Geschichte?«

Daraufhin sieht sie mich vertraulich und mit fragenden Augen an – wie so viele andere vor ihr in diesem Raum, die sich verletzt und verloren fühlten und eine Antwort brauchten. Sie sagt: »Ich habe das Gefühl, als sei heute ein Teil von ihr hier gestorben.« Dann fragt sie: »Was habe ich falsch gemacht, Herr Doktor?«

Von mir werden immer die Antworten erwartet. Aber ich bin sicher, sie kann meinem Gesichtsausdruck entnehmen, dass auch ich keine Antwort auf ihre Frage habe.

»Würde es Ihnen helfen, wenn ich es ihr erzähle?«, biete ich an.

Nach einer langen Bedenkzeit antwortet sie. »Ja, vielleicht sollten Sie das tun. Ich kann ihr jetzt nicht ins Gesicht sehen. Ich wüsste nicht, was ich sagen soll. Ich muss einen Moment allein sein.«

Jetzt sitzt mir das Mädchen gegenüber. Gleicher Raum, gleicher Tisch, gleiche Stühle. Sie wirkt abwesend, fast gelangweilt, blickt lässig im Raum umher, aber sieht mich nicht an. Und doch wird die Nachricht ihr zukünftiges Leben für immer prägen. Vielleicht ahnt sie auch schon, was ich ihr sagen will …

»Deine Mutter hat mich gebeten, die Testergebnisse mit dir durchzusprechen. Also erstens, der Bluttest wegen des Paracetamols war gut, es besteht also keine Gefahr einer Leberschädigung.«

Sie zeigt keine Reaktion, sieht mich nicht an und sagt kein Wort. Nun zum schwierigen Teil. Ich kann nicht einschätzen, wie sie reagieren wird, ob sie hysterisch wird oder hinausläuft. Oder eine Verzweiflungstat begeht. Oder sich weiter so verweigert. Ich habe erlebt, dass schwangere Mädchen entschlossen alles leugnen. Erst letzten Monat brachte ein Rettungswagen ein Neugeborenes in die Klinik, das eine Jugendliche zu Hause – auf der Toilette – geboren hatte, und sie behauptete, nichts von der Schwangerschaft gewusst zu haben, obwohl sie viel zugenommen und acht Monate lang ihre Periode nicht bekommen hatte. Sie hielt den Geburtsschmerz für eine Verstopfung.

»Ich muss dir noch von einem anderen Test erzählen, den wir gemacht haben. Vielleicht kennst du das Ergebnis aber auch schon. Dein Schwangerschaftstest – ist positiv.« Ich will sichergehen, dass es sie es richtig versteht: »*Was bedeutet, dass du schwanger bist.* Hast du deine Periode nicht bekommen und aus Angst vor einer Schwangerschaft die Tabletten geschluckt?«

»Ich habe keine Tabletten geschluckt. Und ich bin sicher, dass ich nicht schwanger bin«, murmelt sie und dreht dabei an ihren Ringen.

Ich zeige ihr die Laborzettel mit den Ergebnissen. »Ich habe den Test zweimal machen lassen – er war beide Male positiv.« Sie reagiert nicht und macht auch keine Anstalten, sich die Zettel anzusehen.

Da ist es wieder – ich laufe gegen eine Wand. Habe keine Chance, das hartnäckige Leugnen des Mädchens zu durchbrechen. An diesem Punkt war ich schon einmal – es ist eine jener stillen Katastrophen, ein unbemerkt tiefer gewordener Sumpf. Wenn man feststellt, dass man selbst schon bis zum Hals drinsteckt, muss man sie eben loslassen.

Klingelt da mein Pieper? Ich greife nach unten, aber ich spüre kein Summen in meiner Hand … Nach einem Moment der Verwirrung wird mir klar, dass es nicht mein Pieper ist, sondern ihr Handy.

Wie ein rot glühender Laserstrahl richtet sie ihre ganze jugendliche, wählerische und engergiegeladene Konzentration auf die digitale Nachricht, sie liest jedes einzelne Wort, sieht mich dann zum ersten Mal an und sagt: »Das ist meine Freundin Sara. Wir treffen uns heute im Einkaufszentrum. Kann ich jetzt gehen?«

Nachdem der Psychiater seine Beurteilung beendet hat und die Entlassungspapiere unterschrieben sind, beobachte ich von weitem, wie sich das Mädchen auf den Weg nach Hause macht. Jugendliche wirken nach einer »Suizidalen Handlung« und der Erfahrung, die sie hier gemacht haben, immer älter auf mich. Sie strahlen eine gewisse Traurigkeit aus, als müssten sie etwas Unersetzbares zurücklassen.

Als das Mädchen mit seiner Mutter zum Ausgang geht, sehe ich, dass sie etwas in der Hand hält. Etwas, das in einen flauschigen braunen Stoff gewickelt ist. Es ist ein Stofftier. Ein Kinderspielzeug. Und doch ist es gar nicht lange her, dass dasselbe Mädchen die Waage ihres zarten Lebens in der Hand hielt und in der Lage war, die Waagschale auf die andere Seite hinunterzudrücken. Dieselben unvorbereiteten Hände, die in weniger als neun Monaten die Verantwortung für das zukünftige Wohlergehen eines anderen menschlichen Wesens übernehmen werden.

Es gibt eine alte Sage von einem klugen Mann namens Daedalus, einem großen Erfinder, der Flügel aus Wachs herstellte und sie seinem Sohn Ikarus zum Fliegen gab. Der Vater warnte den Jungen: »Flieg nicht zu nah an die Sonne. Entferne dich nicht zu weit vom Meer.« Ikarus schwang sich jubelnd in die Höhe, und die Freude über die neue und wunderbare Kraft trieb ihn immer weiter nach oben, bis die Flügel durch die Hitze der Sonne schmolzen – er stürzte ins Meer, und das Wasser schlug über ihm zusammen.

Es scheint, als hätte ich den Wahrheitsgehalt dieser Sage während meiner langjährigen Tätigkeit in der Notaufnahme mehr als nur ein paarmal bestätigen müssen.

Einen jungen Menschen auf der Schwelle zum Erwachsensein zu erleben, der zuhört und gute Entscheidungen trifft, ist immer inspirierend. Ein anderes Mal trifft man auf einen schwierigen Jugendlichen, einen jungen Menschen mit eifrigem, ungeduldigem Gesicht, angespannt wie eine Sprungfeder, bereit, alles aus seinem Leben herauszuholen. Und er hat sich auf irgendeine Weise Schaden zugefügt – einen Schaden, der ihm für immer die Zukunft verbaut. Und plötzlich verflüchtigt sich der ganze Optimismus wie das vielversprechende Schimmern einer Fata Morgana.

Manchmal kann man bei solchen Jugendlichen deutlich deren Zukunft erkennen. Man erhält einen schaurigen und prägnanten kurzen Einblick in ihr zukünfiges

Leben, wenn man aufmerksam in das unversehrte Gesicht sieht – man bemerkt, wie es in einem einzigen Augenblick um viele Jahre altert. Registriert, wo sich Falten und Narben bilden werden, wo das Haar dünn und grau wird. Manchmal möchte man sie warnen – doch selbst wenn man es herausschreit, hört niemand zu, wie in einem stummen, enttäuschenden Traum.

Entscheidungen

23. Juli 1995
Notaufnahme
Kinderkrankenhaus

Ich rufe mir den hell erleuchteten Sommerhimmel ins Gedächtnis, ein hohes und windstilles Blau, dessen klarer Anblick mich bei meiner Fahrt zum Krankenhaus fasziniert; noch einmal denke ich kurz daran zurück, während wir im Reanimationsraum der Notaufnahme alles geben. Vor uns liegt ein blau angelaufener kleiner Junge. *Daniel.* Ein Dreijähriger. Er wäre beinahe ertrunken. Zu Hause in einem Swimmingpool – er spielte in der Nähe des Pools, auf der Veranda –, das Tor war zu, aber nicht abgeschlossen. Die Mutter ging nur kurz ins Haus, um den Herd abzudrehen, kam sofort wieder heraus … und sah ihren Sohn leblos wie ein flatterndes Herbstblatt mit dem Gesicht nach unten im Wasser treiben. Sie zog ihn heraus und wählte die 911. Er war blau und schlapp, ohne Puls, und er atmete nicht. Die Sanitäter brachten ihn direkt hierher.

Seit zwei Stunden versuchen wir mit allen Kräften, ihn

zurückzuholen. Das ist die doppelte Zeit, die normalerweise bei einem Kind in seinem Zustand empfohlen wird – ohne selbsttätigen Herzschlag oder Atemzüge, mit Pupillen, die weit aufgerissen sind. Wir haben Herzmassagen durchgeführt, ihn künstlich beatmet und enorm viele Medikamente verabreicht, um sein System zu stimulieren. Bisher ohne Reaktion.

Ist es an der Zeit abzubrechen? Alle Anwesenden sind erschöpft vom Kampf gegen den grausamen Tod, der in der Luft liegt. Volle zwei Stunden lang. Bei einer letzten Überprüfung reagieren die Pupillen immer noch nicht auf Licht, und es ist immer noch kein Puls spürbar. Während wir schweigend die letzten Reanimationsmaßnahmen durchführen, ertönt plötzlich ein Geräusch: Piep … piep … piep … piep. *Das Herz schlägt.* Vom Monitor, der über Kabel mit Daniels Brust verbunden ist, ertönt ein deutlich hörbares Piepen. Ein schwacher Puls, viel zu langsam, um Daniel zu versorgen, doch es ist wenigstens etwas, worauf man aufbauen kann.

Wir sehen uns an. *Woher kommt das plötzlich?* Nachdem wir uns gerade schon damit abgefunden haben, dass dieser kleiner Junge gestorben ist. Dann sehen alle mich an. *Und jetzt?*

Wir können nicht auf die lebenserhaltenden Maßnahmen verzichten, wenn ein Puls vorhanden ist. Wenn wir das tun – wenn wir mit den Herzmassagen, der maschinellen Beatmung und den Infusionen aufhören –, würde das schwache und langsam schlagende Herz schnell wieder aufgeben. Für immer. Also müssen wir weitermachen …

Irgendjemand muss in dieser Situation die Entscheidungen treffen – muss das Gesamtbild auswerten, Urteile fällen, Anweisungen geben. Einerseits bin ich überzeugt, selbst wenn wir weiter unser Bestes gäben und tatsächlich wieder einen normalen Herzschlag bekämen, wäre das Ergebnis trotzdem verheerend. Ich bin überzeugt, dass all die kostbaren Körperteile, die notwendig sind, damit dieser kleine Junge ein normales Leben führen kann, in der Zwischenzeit einen schweren Schaden davongetragen haben – Gehirn, Herz, Nieren … Am Zustand der Pupillen, dem Fenster zum Gehirn, kann ich erkennen, ob ein Patient einen bleibenden Hirnschaden erlitten hat. Daniels Pupillen sind weit geöffnet und ziehen sich bei Licht nicht zusammen, selbst nachdem sein Herz wieder zu schlagen begonnen hat, was den unheilvollen Zustand seines Gehirns widerspiegelt, das nicht mehr mit Sauerstoff versorgt wird. Ich bin ziemlich sicher, dass er nie mehr gehen, sprechen oder selbstständig essen kann, dass er ständige häusliche Pflege brauchen wird, seine Gliedmaßen steif und verkümmert bleiben werden und ihm viele Krankenhausaufenthalte, Operationen und Prothesen bevorstehen, um das beschädigte Gewebe zu ersetzen.

Andererseits weiß ich nur zu gut, dass Daniels Eltern unten im Flur auf irgendwelche Informationen über den Zustand ihres Sohnes warten …

Diese widersprüchlichen Gedanken habe ich immer in der letzten Phase einer aussichtslosen Wiederbelebung, wenn wir an einem bestimmten Punkt angelangt sind – einem Punkt, an dem klar ist, dass es keine »sinnvolle« Rettung geben kann. *Ist es tatsächlich das Beste, weiter zu versuchen, die Kinder zurückzubringen?* Diese Frage stelle ich mir, weil ich die Folgen später Wiederbelebung kenne – bei einem Kind, das ebenfalls beinahe ertrank und »zurückkam«. Ich kenne die Schuldgefühle, die heftigen Vorwürfe, die zerbrochenen Ehen; die Auswirkungen auf die anderen Geschwister, die weniger Aufmerksamkeit erhielten und später schwere psychische Probleme bekamen. Ich habe gelernt, dass es nicht immer ein Gewinn ist, um jeden Preis zurückzukommen.

Und gerade als ich mir diese Frage stelle, ertönt das schwache, zu langsame Piepen des Herzschlags vom Monitor. Nur weil wir länger als üblich weitergemacht haben. *Wie lange ist »üblich«? Wann gibt man auf? Oder ist es eher ein Nachgeben?* Offenbar ist es bei jedem Fall anders. Forschungsergebnisse zeigen, dass die Rettungschancen nach einer Stunde Wiederbelebung gering sind, wenn die Pupillen nicht auf Licht reagieren und weder Herzschlag noch Atmung vorhanden sind. Aber Forschungsergebnisse berücksichtigen nicht, dass ein echtes Menschenleben – der kostbarste Schatz der wartenden Eltern – bewegungslos unter den eigenen Händen liegt.

Dieser Konflikt beschäftigt mich bei jedem derartigen Notfall, manchmal so massiv, dass aus einer Stunde zwei werden. Wenn ich Daniel nach der ersten Stunde allein abgehört und den Lichtstrahl auf seine Augen mit den großen dunklen Pupillen gerichtet hätte – glasige Augen, in denen man fast das eigene Spiegelbild erkennen konnte –, hätte ich vielleicht den Entschluss gefasst, die Reanimation abzubrechen und die Maschinen auszuschalten.

Aber zu diesem Zeitpunkt stelle ich mir die Frage nicht. Sondern erst später.

Das Herz scheint ein wenig schneller zu schlagen.

Was also jetzt?

Piep ... piep ... piep ... Nachdem wir uns nun schon seit drei Stunden um die Wiederbelebung bemühen, ist Daniels Herzschlag kräftiger und regelmäßiger; er hat einen anhaltenden Puls und einen stabilen Blutdruck. Diesen Teil des arbeitenden Körpers haben wir gerettet. Doch es gibt keine Anzeichen spontaner Aktivität, wahrscheinlich ist ein Teil seines Gehirns durch den enormen Sauerstoffmangel verloren gegangen.

Da sein Zustand im Moment stabiler ist, habe ich als Nächstes die Pflicht, die Eltern zu informieren. Sie sitzen seit drei Stunden im Ruheraum und warten darauf, dass der Arzt kommt und ihnen etwas sagt, ein »Ja« oder ein »Nein«. Sie können nichts anderes tun als warten, obwohl ihr Kind nur fünfzehn Meter entfernt ist und möglicherweise gerade stirbt. Was sagen sie einander? Oft gar nichts. Manchmal muss jeder für sich warten, selbst wenn er von engen Familienangehörigen umgeben ist. Wahrscheinlich werden in der Zwischenzeit viele Gedanken ausgetauscht.

Die Schwestern können Daniel überwachen; sie wissen, wo sie mich finden, wenn es ihm schlechter geht. Am Ende des Ganges.

In diesem Beruf gibt es nichts Schwierigeres – keine zermürbendere Aufgabe –, als eine gescheiterte Wiederbelebung zu verlassen, um die Eltern über das Ableben ihres

Kindes zu informieren. Und danach? Sagt man am Ende: »Es tut mir sehr Leid«? Ist es angemessen, ihnen die Hand zu geben und ihre Schulter zu berühren? Ich bin in dieser Situation ein Bote, ein Vermittler, der eine unwiderrufliche Botschaft überbringt, die zwischen den beiden Räumen – den beiden Welten – liegt und die überall unauslöschliche Spuren hinterlässt; denn anders als bei fast jedem anderen Ereignis im Leben kann man keine Vorsorge treffen, um sich darauf einzustellen. Man kann nichts tun, um die Bestürzung in normale Gefühle zu verwandeln. Um den Verlust und das Leid mit dem mentalen Trick auszugleichen, den Verlust irgendwann später so einzuschätzen, dass es auf lange Sicht »das Beste« war.

Wenn ein Kind in der Notaufnahme stirbt, weiß ich, *was* den Eltern erzählt werden muss. Auch wenn ich nie genau weiß, *wie* ich es sagen soll. Welche Worte können ihnen vermitteln, dass der verwaiste Körper ihres Kindes ohne Gehirn weiterlebt? Und wie sollen sie auf die Nachricht reagieren? Mit Erleichterung? Oder sollen sie es wie einen Tod betrauern? Die Realität, die man irgendwie beschreiben muss, geht über unsere begrifflichen Grenzen hinaus, übersteigt jedes normale Fassungsvermögen, lähmt unser Urteilsvermögen. Das Begreifen, Erfassen, Beurteilen wird zu einem *Prozess*, mit dem jeder auf seine eigene Weise fertig werden muss.

Vor der Tür zum Ruheraum bleibe ich einen Moment stehen. *Wie oft habe ich das schon erlebt?* Nie kann ich meinen Kopf oben halten, wenn ich hineingehe. Immer fühle ich mich armselig, all meiner ärztlichen Autorität beraubt, wenn ich über diese Schwelle trete – denn ich kann nichts tun, um zu verhindern, was gleich passiert.

Ich bleibe noch einen Moment länger stehen, um zu horchen und vielleicht etwas über die Situation im Raum zu erfahren. Damit ich mich vorbereiten kann und weiß, was mich erwartet. Ich höre den charakteristischen abgehackten Rhythmus einer wütenden männlichen Stimme, ohne zu verstehen, was gesagt wird. Und ich weiß, dass das, was ich gleich sagen muss, die Beziehung zwischen den beiden Fremden dort drinnen für immer entscheidend verändern wird. Genau wie so viele Male vorher.

Ich öffne die Tür. Sofort drehen sich die Eltern auf ihren Stühlen um und sehen mich an. Das Gespräch verstummt, wird aufgeschoben. Sie kennen mich nicht – in einer so belastenden Situation ist kein Platz für den Luxus, sich vorzustellen. Sie können sich nicht die Zeit nehmen, den Nachrichtenüberbringer zu mustern, zu beurteilen oder sich eine Meinung über ihn zu bilden – was alle Eltern in einer weniger existenziellen Notaufnahme-Situation machen. Es ist unwichtig, weil sie wissen, was ich verkörpere – das Wort Gottes. Ihre Aufnahmefähigkeit ist immer nur auf diese eine Sache konzentriert – die Botschaft zu hören –, denn nichts anderes zählt.

Wie eine Welle stürzt es über sie herein. »*Ist er?*« – Die Augen des Vaters toben und wüten, jeder Muskel seines angespannten Körpers ist bereit zu reagieren. Wut oder Freude.

»Ja – Daniel lebt …«, beginne ich – und als ich es ausspreche, weiß ich bereits, dass ich ihnen damit keinen Gefallen getan habe. Denn beide springen auf, umarmen sich hemmungslos und rufen laut: »*Unser Junge lebt – unser Sohn Danny! Gott hat uns erhört!*«

Jetzt bin ich allein im Raum. Ich kann nichts tun, als auf eine neue Chance zu warten, etwas zu sagen.

Dann strahlt mich der Vater begeistert an und fragt: »Er wird es also schaffen?«

»Das wissen wir noch nicht«, antworte ich.

Alles verstummt wieder. Daniels Eltern trennen sich wie zwei erschöpfte Schwimmer, die feststellen, dass sie sich gegenseitig behindern und jeder allein an Land schwimmen muss.

Verwirrt taumeln sie zurück zu ihren Stühlen.

Der Vater springt erneut auf. *Jetzt kommt es – ich weiß es.* Er hat diesen absolut widersprüchlichen Blick, den ich bisher nur in solchen Situationen erlebt habe. Einerseits furchtlose Panik und andererseits wie betäubt vor Schmerz, und bei beiden Möglichkeiten gibt es keinen Ausweg.

»Was meinen Sie damit, Sie wissen es nicht?«, fragt er.

Mein nächster Satz bedeutet eine ewige Sonnenwende, denn die ruhigen und zufriedenen Tage ihrer Zukunft werden für immer mit dem Schmutz und dem Geruch nackter Sterblichkeit behaftet sein.

»Im Moment kann ich lediglich sagen, dass Daniel lange ohne Sauerstoff auskommen musste und möglicherweise einen Gehirnschaden hat.«

Ich kann kaum atmen, während ich spreche; kann ihnen nicht in die Augen sehen. Ich beschreibe Daniels Pupillen, seine allgemeine Reaktionslosigkeit und die nicht vorhandene eigene Atmung. Ich erkläre, dass ein durch Ersticken verursachter Sauerstoffmangel in diesem empfindlichen Nervengewebe, selbst wenn er nur ein paar Minuten anhält, eine Schwellung verursachen kann – wie bei einem Finger, den man fest mit Gummiband umwickelt. Und wenn das Gehirn innerhalb der stabilen Schädelplatten anschwillt, kann die Blutzirkulation sich nicht gegen den Druck durchsetzen, was einen dauerhaften Hirnschaden verursachen kann.

Mein Mund ist entsetzlich trocken. *Versuch, deinen Kopf zu heben.* Ich achte darauf, dass sie mich sagen hören: »*Mögliche* Gefahr eines Hirnschadens ... Frühestens in vierundzwanzig Stunden können wir Genaueres sagen. Vielleicht auch erst später ...«

Daniels Vater ist wieder völlig verstört, er läuft rot an und keucht, schluchzt tränenlos vor sich hin.

»*Hirnschaden?? Nach nur ein paar Minuten?? Nicht mein Junge!!*«

Wegen seiner heiseren Stimme kann ich die Worte kaum verstehen. Seine tobenden Augen jagen im Raum umher. Sie richten sich auf seine Frau.

»*Wie lange hat es gedauert, bis der Krankenwagen kam??*«, krächzt er sie an.

Daniels Mutter antwortet nicht.

»*Hast du Mund-zu-Mund-Beatmung gemacht, bevor die Sanitäter da waren?!*«, schreit er sie wütend an.

Er bekommt keine Antwort; sie sitzt auf ihrem Stuhl, starrt mit leerem Blick auf den Boden, die Arme fest vor dem Körper verschränkt, und schaukelt vor und zurück. Wie in einer Zwangsjacke.

»*SAG SCHON! HAST DU MUND-ZU-MUND-BEATMUNG GEMACHT, NACHDEM DU IHN AUS*

DIESEM VERDAMMTEN POOL GEZOGEN HAST??!!«, brüllt er mit heiserer, zitternder Stimme.

Mit starrem, ausdruckslosem Blick sieht sie ihn an und murmelt etwas, das wie ein »Ja« klingt. Doch wir alle wissen, dass sie sich wahrscheinlich nicht genau erinnert und dass es vermutlich auch egal ist.

Man empfindet kein größeres Mitgefühl für andere Menschen als in so einer Situation. Man weiß, dass der Todesengel da ist und bleiben wird. So wie sie dort stehen, in starrer, nackter, bedauernswerter Verletzlichkeit, ist jede Spur von Individualität wie weggeblasen, mit biblischen Ausmaßen … Und alles nur, weil Gott gezwinkert hat oder vom Universum abgelenkt wurde und sich einen kurzen Moment lang umgedreht hat … Wenn man das erlebt und weiß, dass nicht alles Leiden erlösend ist, kann man gar nicht anders, als tiefes Mitgefühl zu empfinden; denn wenn man sie sieht, stellt man fest, dass man sich in ihnen wiederfindet.

Manchmal habe ich nach einer aussichtslosen Wiederbelebung eines Kindes, die während meiner Schicht stattfand, einen Traum. Es ist jedes Mal derselbe Traum. Eher eine lebendige Erinnerung, die kaum von jener anderen Welt getrennt ist …

Ich fahre mit einer U-Bahn. Es gibt keinen Fahrer und keine anderen Passagiere. Bei jedem Halt öffnen sich die Türen, aber niemand steigt ein. Das Rauschen im Lautsprecher oben an der Decke macht mich nervös. Ich habe keinen Plan, draußen an den Tunnelwänden hängen kei-

ne Schilder, so dass ich nicht weiß, wohin ich fahre; aber ich weiß, dass ich weiterfahren muss, um ans Ziel zu kommen. Ich habe das Gefühl, dass ich schon seit Stunden an den kahlen grellweißen Lampen vorbeifahre, die in regelmäßigen Abständen den dunklen Tunnel säumen. Woher weiß ich, an welcher Haltestelle ich aussteigen muss? Draußen ist das schrille Geräusch von Geigen und das Fiepen von Fledermäusen zu hören. Die Räder jagen über die Gleise, rollen weiter, egal in welche Richtung ich mich drehe und wende. Im Moment bin ich sicher, in die richtige Richtung zu fahren – aber bald werde ich mich entscheiden müssen, ob ich umsteige. Wenn ich nach vorne und hinten sehe, verengen sich die Gleise zu einem Punkt. Jetzt wird der Zug langsamer – ich bin erleichtert, endlich Pendler zu sehen, die den Bahnsteig bevölkern. Sie wirken wie Kiefernnadeln, die auf dem Waldboden verstreut sind, und warten in langen Schlangen wie schwach leuchtende Glühfäden. Viele sind traurig, manche weinen. Niemand scheint die Ankunft des Zuges zu bemerken. Die Türen öffnen sich, doch niemand steigt ein. Da ich weiß, dass es nicht meine Haltestelle ist, steige ich nicht aus. Ich habe Mitleid mit ihnen, als die Hydraulik zischt und die Türen sich schließen, als der Zug abfährt und sie immer kleiner werden und wie herausgekämmte Haare verschwinden, die im Abfluss eines Waschbeckens hinuntergespült werden …

Am nächsten Tag besuche ich Daniel auf der Intensivstation. Um besser zu begreifen, was passiert ist.

Ich betrete sein schwach beleuchtetes Krankenzimmer.

Auf einem Stuhl am Fußende des Bettes sitzt seine Mutter. Sie sieht nach unten und macht sich Notizen. Daniel liegt bewegungslos da – angeschlossen an Monitore, eine Beatmungsmaschine und die Infusionspumpen; in seinem Handgelenk steckt ein Katheter, um den Blutdruck zu messen, und in seiner Blase steckt ein Katheter, um den Urin abzuleiten. Auf seinen Beinen liegt eine abgenutzte selbst gemachte Decke, das Bett ist voller Stofftiere.

Ich bemerke, dass sie sich nicht umgezogen hat. Oder gekämmt. Oder ausgeruht.

»Hallo. Ich bin der Notfallarzt von gestern. Darf ich hereinkommen?«

Sie sieht hoch. »Warum ... ja«, flüstert sie verwirrt. An ihrem erschöpften, starren Gesichtsausdruck kann ich nicht ablesen, ob sie meine Gegenwart überhaupt wahrnimmt.

»Ich dachte, ich komme vor meinem Dienst in der Notaufnahme kurz vorbei. Haben Sie letzte Nacht überhaupt geschlafen?«

»Ich glaube nicht. Vielleicht ganz kurz.«

»Danny braucht offenbar eine Menge Unterstützung. Wie war die Nacht?«

»Tja, eine Zeit lang sah es gar nicht gut aus.« Dann scheint sie in eine Art Trance zu fallen. »Gegen Mitternacht sank sein Blutdruck, so dass er ein Medikament namens Dopamin bekommen musste.« Sie liest von ihren Notizen ab. »In der grünen Flasche, die dort hängt. Ich habe die Schwester gebeten, jedes Medikament mit verschiedenfarbigen Klebestreifen zu markieren, damit ich es besser beobachten kann. Das Dopamin hat gut gewirkt bis … bis gegen 2 Uhr, danach fiel sein Blutdruck erneut, und zwar sehr tief. Ich habe mir Sorgen gemacht, weil drei Ärzte kamen und ihn bearbeiteten. Sie meinten, sein Herzmuskel könnte beschädigt sein. Wir haben die Infusionen hochgedreht und ein anderes Medikament hinzugefügt, es heißt Do – Dobut – Dobutamin, schwer auszusprechen. In der roten Flasche. Das mussten wir richtig hoch dosieren, bis wir Dannys Blutdruck endlich wieder oben hatten. Ich passe auf, wie viel Urin jede Stunde in den Beutel läuft, denn daran kann man erkennen, wie sein Herz pumpt, haben sie gesagt; so weit, so gut. Die Anzeige der Beatmungsmaschine zeigt keine Veränderung – seine Atmung hat sich nicht verschlechtert. Laut Röntgenbild hat er keine Lungenentzündung. Darüber bin ich sehr froh, denn unser Pool enthält Chlor, und das hätte seine Lungen verätzen können.« Sie überfliegt die nächste Seite ihrer Aufzeichnungen. »Vor ungefähr einer Stunde hatte er 40 Grad Fieber, also haben wir ihm noch mal Blut abgenommen, um zu prüfen, ob er eine Infektion hat, und ihm Antibiotika gegeben. In der blauen Flasche. In der mit Folie umwickelten Flasche ist Adrenalin, nur für den Fall, dass sein Blutdruck ein weiteres Mal fällt und nicht wieder steigt, aber bis jetzt mussten wir es noch nicht benutzen.«

Damit ist sie auf der letzten Seite ihrer Aufzeichnungen angelangt.

Es ist immer wieder erstaunlich, die unbeugsame Kraft der besten Fürsprecherin zu erleben: einer mütterlichen Beschützerin, die es zu ihrer Lebensaufgabe gemacht hat, jede Einzelheit einer Situation zu meistern, in der das

Wohlbefinden ihres Kindes gefährdet ist. Nie erlebt man ein Zögern, nie Zweifel. Daniels Mutter hatte die ganze Nacht an seinem Bett gewacht; wahrscheinlich hätte sie die Konstellationen der Sterne verändert, wenn es ihr den Zugang zu einer anderen mystischen Verbindung verschafft hätte, einer Verbindung, mit deren Hilfe sie die Lebenskraft, die sie ihrem Sohn erst vor drei Jahren geschenkt hatte, wieder zurückgewinnen könnte.

»Letzte Nacht hatte ich das merkwürdige Gefühl, dass Danny noch immer in mir drin ist; ich spürte, wie er sich bewegte«, murmelt sie abwesend vor sich hin.

Ich wusste nicht, was ich dazu sagen sollte – sie hatte es ohnehin eher zu sich selbst gesagt als zu mir. Nach einer kurzen Pause frage ich: »Wo ist sein Vater?«

Fast verwirrt sieht sie mir ins Gesicht – als habe sie meine Anwesenheit im Zimmer erst jetzt bemerkt. Meine Frage scheint ihr unangenehm zu sein, und auch die Erinnerung daran, dass ich das erregte Gespräch gestern im Ruheraum miterlebt habe.

»Er musste heute Morgen weg, um die anderen Kinder zur Schule zu bringen.«

»Hatten Sie heute Gelegenheit, mit irgendwelchen Spezialisten zu sprechen?«

Wieder blättert sie ihre Notizen durch. »Heute Morgen war ein Neurologe da und hat ein paar Untersuchungen gemacht. Er sagte, Danny hätte mit großer Wahrscheinlichkeit einen Hirnschaden. Aber sie wissen noch nicht, wie schlimm es ist.« Danach driftet sie wieder ab. »Ich glaube, es ist zu früh, um das zu beurteilen. Ich habe die ganze Nacht mit ihm gesprochen und ihm etwas vorgesungen, und jetzt blinzelt er mit den Augen. Er ist immer noch unser Junge. Wir nehmen, was auch immer wir bekommen werden, und tun unser Bestes, um damit umzugehen.«

Wir gelangen an einen Punkt, an dem es nicht mehr viel zu sagen gibt. Es sei denn, wir lenkten das Gespräch auf ein persönlicheres Niveau. Aber das ist nicht nötig, denn ich bin vorbeigekommen, nachdem ich meinen Teil bereits beigetragen habe, obwohl ich es gar nicht musste. Das sagt genug. Von einem gewissen Moment an stört man bei persönlichem Schmerz nur. Und doch ist die Tatsache, dass man in einer solchen Situation nichts mehr zu sagen hat, nicht so unangenehm wie bei anderen sozialen Begegnungen – Eltern betrachten einen als Freund, wenn man nett zu ihrem Kind ist, und als einen engen Vertrauten der Familie, sobald man noch weiter geht. Manchmal ist Schweiß wie Blut.

Ich muss gehen, denn meine Schicht beginnt in ein paar Minuten. Daniels Mutter überfliegt wieder ihre Notizen. Kurz bevor ich den Raum verlasse, streiche ich über ihre Schulter und wünsche ihr viel Glück. An der Tür drehe ich mich noch einmal um – und sehe, wie sie dort im Dämmerlicht sitzt und sich um das kümmert, was vom Leben ihres Sohnes übrig geblieben ist. Und aus irgendeinem merkwürdigen Grund sage ich zu ihr: »Wissen Sie, wir haben länger als üblich daran gearbeitet, Danny zurückzuholen.«

Sie sieht mich an und nickt, danach fängt sie wieder an, in ihren Notizen zu blättern.

Nachdem ich gegangen bin, bedauere ich, dass ich so

weit hinter meiner Maske hervorgetreten bin und etwas so Persönliches, fast Taktloses gesagt habe. Doch später und nach einigem Nachdenken hoffe ich, dass sie es gehört hat und sich daran erinnern wird. Ich weiß nicht, wo das Bedürfnis herkam, es überhaupt zu sagen – es war eine jener freundschaftlichen Gesten, die man jemandem entgegenbringt, der in großen Schwierigkeiten steckt. Eine jener Gesten, mit denen man dem anderen versichern möchte, dass es trotz des tragischen Unglücks eine Verbindung zwischen den Menschen gibt. Ich hatte keine tieferen Beweggründe, es zu sagen, ich hatte nichts zu gewinnen, glaubte nicht, sie je wiederzusehen, erwartete also weder Lob noch Dank. Es war schlicht und einfach die Wahrheit.

Je älter ich werde, desto öfter habe ich das Gefühl, dass jeder vorbeiziehende Herbst einen persönlichen Verlust darstellt, mein eigenes Versagen … und desto schwerer ist es, loszulassen und dem unumgänglichen Dahinfegen der Jahreszeiten nachzugeben, ohne den Grund zu verstehen.

Ich erinnere mich, dass der Herbst in diesem Jahr erst spät im Oktober begann. Die Bäume verloren ihre Blätter sehr spät. Wenn es regnete, waren sie besonders schön – die dunkle, nasse Rinde, die schirmförmigen Äste, die kühlen leuchtenden Blätter – wie bunte Bojen auf einem tosenden Meer … Dann kam die erste Nacht mit starkem Frost, und am nächsten Tag sah die große Linde im Vorgarten arg mitgenommen aus; an nur einem Nachmittag verlor sie all ihre Blätter.

Am letzten Tag im Herbst schneite es. Ein heftiger, wehender Schnee. Mit hochgezogener Kapuze und gesenktem Kopf hinterließ ich weiße Spuren auf dem Weg. Auf meinem Rückweg waren sie fast schon wieder zugeschneit. Im Briefkasten lag ein per Hand adressierter Briefumschlag mit einem großen Farbfoto von Daniel – festgeschnallt in seinem Rollstuhl, an eine Beatmungsmaschine und einen Herzmonitor angeschlossen. Die spastischen Arme und Beine sahen bereits ein wenig dünn und verdreht aus. Sein schwer entstelltes Gesicht hatte keinen Ausdruck; er saß aufrecht, wurde von der untergehenden Sonne angestrahlt und war umgeben von seiner Mutter und seinen Geschwistern, die alle lächelten.

Ich drehte das Foto herum und las die schlichten, handgeschriebenen Worte auf der Rückseite: »Danke, dass Sie uns unseren Sohn Danny zurückgegeben haben.«

Routine und Rituale

4. Juni 1996
6:00 – 22:00 Uhr
Vor der Nachtschicht

Sechs Uhr morgens. Ganz genau. Ich weiß immer sofort, was für ein Tag es ist, wenn ich von allein um Punkt 6 Uhr wach werde, ohne dass mich der Wecker geweckt hat, und ich diese seltsame Unruhe in mir spüre. Das sind die Tage, an denen ich abends Nachtschicht in der Notaufnahme habe. Ich wache früh auf und bin unruhig, weil es eine Menge zu tun gibt.

Die Nachtschicht in der Notaufnahme. Im Laufe der Jahre habe ich etliche Nachtschichten gehabt. Normalerweise eine pro Woche. Den nächtlichen Kampf vergisst man nie. Es ist schwer, das Phänomen zu beschreiben: Vereinfacht gesagt gehe ich heute Abend um 22 Uhr in die Notaufnahme, arbeite die ganze Nacht und gehe am nächsten Morgen um 9 Uhr nach Hause. Vereinfacht gesagt.

Doch es ist mehr als eine elfstündige Schicht in der Notaufnahme; eher ein Zeitraum von sechsunddreißig

Stunden, in dem sich Körper und Geist vollkommen umstellen. Denn um heute Abend die Nachtschicht zu übernehmen, muss ich meinen Körper aus seinem täglichen Rhythmus reißen und heute Nachmittag *vor* der Schicht schlafen und dann die ganze Nacht wach bleiben, um *während* der Schicht möglichst gut arbeiten zu können. Morgen früh werde ich mich dann zwingen, *nach* der Schicht ein paar Stunden zu schlafen. Ab dem frühen Nachmittag werde ich mich dann im ersten Gang durch den Rest des Tages schleppen, mich abends wieder ins Bett legen und eine »ganze« Nacht lang schlafen. Ohne jedes Überbleibsel von physiologischer Verwirrung.

Während meiner Tätigkeit in der Notaufnahme stellte ich sehr schnell fest, dass der Körper für derartige Wechsel nicht geschaffen ist. Er leidet jedes Mal darunter und braucht mindestens zwei Tage, um sich davon zu erholen. Man muss also irgendeine Rechtfertigung finden, um weiter Nachtschichten zu machen. Rational betrachtet halte ich sie für eine Notwendigkeit, da die Notaufnahme vierundzwanzig Stunden lang geöffnet ist und außerhalb der normalen Sprechstundenzeiten als Notfallpraxis für die ganze Stadt zuständig ist. Wenn man in der Notaufnahme arbeitet, gehören die Nachtschichten eben dazu. Ich mache mir diese Tatsache immer wieder bewusst, wenn ich vor einer Nachtschicht ins Krankenhaus fahre, und auch, wenn ich am nächsten Morgen wieder nach Hause fahre.

Seine schlimmsten Nachtschichten vergisst ein Notfallarzt nie. Diejenigen, in denen man keine Zeit hat zu essen, sich auszuruhen oder auf die Toilette zu gehen – ganze elf Stunden lang. Harte Nächte, die man damit verbringt, von Raum zu Raum und von Patient zu Patient zu rennen – die Arbeit nimmt kein Ende, und man hat keine Zeit, sich zu sammeln; nicht einmal, um sich kurz das Gesicht zu waschen.

Warum ist die Nachtschicht so schwierig?

Zum einen, weil man allein arbeitet. Bei anderen Schichten in der Notaufnahme teilt man sich die Arbeit mit einem anderen Arzt. Bei Nachtschichten jedoch muss man die ganze Station völlig allein betreuen, egal wie viele Patienten im Laufe der Nacht eintreffen. In manchen Nächten stürmen sie schubweise herein – kranke Kinder, mit Erbrechen und Durchfall, Lungenentzündung, Krupphusten, Meningitis, Dehydration, Asthma –, und kein anderer Arzt ist da, der mit anpackt. Also muss man sich so weit wie möglich aufteilen, um alles am Laufen zu halten – Patienten untersuchen, die Ergebnisse mit ihren Eltern besprechen, Anweisungen schreiben, technische Dinge erledigen wie zum Beispiel Infusionen legen und Rückenmarkpunktionen vornehmen oder Verletzungen nähen, Labortests beurteilen und Röntgenbilder auswerten, die Patienten erneut untersuchen, mit ihren Eltern einen Behandlungsplan absprechen, Telefonate führen, um ihre Kinderärzte zu informieren, Rezepte schreiben und Anweisungen erteilen … Wie ein Akrobat bei einer Varietévorstellung im Fernsehen, der von Stab zu Stab rennt und versucht, alle Teller auf den Stäben am Drehen zu halten. Manchmal hat man das Gefühl, als würde man Wasser treten und sich so sehr aufteilen, um alles am Laufen zu halten, dass man riskiert, eine gefährliche Situation zu provozieren.

Ein anderer Grund ist das körperliche Unwohlsein, das nachts an einem nagt. Denn man ist müde und hat Hunger. An der Müdigkeit kann man nichts ändern – also isst man. Man muss sich Zeit nehmen, etwas zu essen, egal wie viel los ist, besonders wenn die Hände anfangen, von dem ganzen Koffein zu zittern. Aber es stellt einen nie zufrieden, bei einer Nachtschicht etwas zu essen, denn man ist ständig abgelenkt von den ganzen Gedanken, der Arbeit und der Sorge, was als Nächstes kommen mag. Außerdem muss man sehr aufpassen, was man isst – wenn man vor lauter Frust zu viel oder aus Bequemlichkeit das Falsche isst (zum Beispiel Braten mit Sauce aus der Cafeteria oder einen Stapel Süßigkeiten aus dem Automaten), wird man völlig leer im Kopf und kann sich nicht mehr konzentrieren, weil der Körper mit der Verdauung beschäftigt ist. *Doch wie viel Tunfisch und wie viele hart gekochte Eier kann ein hungriger Arzt während einer elfstündigen Schicht essen? Wie viele Bananen?* Nicht zu vergessen die Übelkeit, mit der man am nächsten Tag kämpfen muss, nach all dem Kaffee, der notwendig war, um den Körper auszutricksen und weiterarbeiten zu können …

Ein weiterer Grund ist die Tatsache, dass mit der Zeit die Konzentration nachlässt. Man muss sie durch die ganze Nacht hindurchretten, und mit zunehmender Länge der Schicht wird es immer schwieriger, sich zu konzentrieren. Es kommt vor, dass man bei der Betrachtung eines Röntgenbildes mehrmals hingucken muss und trotzdem nicht verarbeiten kann, was man sieht. Als ob die Schaltverbindungen locker wären. Wenn man die Dosierung eines Medikaments aufschreiben will, passiert es manchmal, dass man immer wieder die gleiche Rechnung notiert und jedes Mal ein anderes Ergebnis herauskommt. Dabei steht viel auf dem Spiel, denn wenn zu viel Natrium im Infusionsbeutel ist, kann der Patient Krämpfe bekommen, und wenn nicht genug Natrium im Infusionsbeutel ist, kann das Gleiche passieren. Bei einem Kind, das Krebs hat, ist es besonders ernüchternd, für die Berechnung der Chemotherapie-Dosierung verantwortlich zu sein, denn wenn man das Komma an die falsche Stelle setzt, besteht die Gefahr, dass dem Kind eine tödliche Dosis verabreicht wird. Sobald man bei den einfachsten Rechnungen Probleme bekommt, ist es an der Zeit, eine Pause zu machen – die Notaufnahme zu verlassen, selbst wenn es nur ein paar Minuten sind, und zu versuchen, alles abzuschütteln. Normalerweise gehe ich in mein Büro, schließe die Tür und sehe aus dem Fenster, in das Rauschen und Summen des funkelnden Universums. Manchmal denke ich über andere Menschen nach, wenn ich hinaussehe, darüber, wie sie leben und arbeiten und was sie aus ihrem Leben machen. Nachdem ich ein paar Minuten hinausgesehen und nachgedacht habe, muss ich zurück.

Im Laufe der Jahre wird es schwieriger, die Nachtschichten zu bewältigen. Sie zerren an dir und rütteln mit enormer Beharrlichkeit am reibungslosen Ablauf deiner beruflichen Laufbahn. Um bei dieser Tätigkeit ein gewisses Dienstalter zu erreichen, muss man sich auf irgendeine Weise mit den Nachtschichten arrangieren – versuchen, ihre Dynamik zu verstehen, Wege finden, um mit ihnen fertig zu werden, Tricks anwenden, um aus Erfahrungen Vorteile werden zu lassen. Man muss entweder Frieden mit seiner nächtlichen Arbeit schließen oder sich auf ein anderes Fachgebiet spezialisieren – denn die Nachtschichten sind stärker als du; sie bleiben, was sie sind. Und wenn du keinen Weg findest, um mit ihnen fertig zu werden, musst du damit rechnen, dass ein Großteil deiner Schichtarbeit in der Notaufnahme vor allen Dingen frustrierend ist ...

Die meisten Leute glauben, man wechselt einfach seine Kleidung und geht hinein. Ganz und gar nicht. Betrachten wir zum Beispiel den heutigen Tag: Den größten Teil des Tages habe ich damit verbracht, mich auf die Nachtschicht vorzubereiten. Alle Ärzte in der Notaufnahme haben eine Routine entwickelt, um sich vorzubereiten, und halten sich eisern daran, damit sie nicht aus der Bahn geworfen werden. Die Routine ist das Einzige, was man beeinflussen kann, um die Nachtschichten besser bewältigen zu können.

Wie die »beste« Routine im Detail aussieht, ist unter Ärzten, die im Nachtdienst der Notaufnahme arbeiten müssen, ein heftig diskutiertes Thema. *Wie lange schlafen Sie vorher? Treiben Sie Sport? Was essen Sie? Parken Sie Ihr Auto immer an derselben Glück bringenden Stelle?* Das fragen die jüngeren Notaufnahmeärzte, weil sie möglichst lange in dem Bereich arbeiten möchten. Die älteren Ärzte, die der Notaufnahme den Rücken kehren, weil sie von den Nachtschichten völlig ausgelaugt sind, brummen dann jedes Mal irgendeinen verbitterten Kommentar, dass die einzige gute Routine darin bestehe, eine Arbeit mit regelmäßigen täglichen Arbeitszeiten zu haben. In jedem Fall gibt es keinen Konsens, wahrscheinlich weil es genauso viele extravagante Strategien gibt, um damit fertig zu werden, wie eigenwillige Ärzte, die sie anwenden.

Heute habe ich meine eigene Routine angewendet. Sie tut mir gut, sowohl körperlich als auch geistig. Da jede dieser elfstündigen Schichten bedeutet, sich selbst, die eigenen Wünsche und Bedürfnisse, elf Stunden lang zu ignorieren, gleiche ich dies dadurch aus, dass ich mir das Gefühl verschaffe, vorher gut auf mich geachtet zu haben.

Ich bin um 6 Uhr morgens aufgestanden und habe die ersten Stunden damit verbracht, an meinem Kaffee zu nippen und Forschungsarbeiten am Computer zu erledigen. Nachdem die Sonne aufgegangen war, bin ich in den Garten gegangen und habe geharkt und gefegt – jede Art von rhythmischer, körperlicher Tätigkeit, bei der man an der frischen Luft ist, eignet sich gut, um in Ruhe nachzudenken. Gegen Mittag habe ich einen Bagel und etwas Obst gegessen – auf jeden Fall etwas Leichtes; aber niemals später als zur Mittagszeit, denn dann wäre ich immer noch mit der Verdauung beschäftigt, wenn ich am Nachmittag joggen gehe. Nach dem Essen habe ich ein paar Stunden geschlafen und direkt im Anschluss noch eine Tasse Kaffee getrunken. Auf dem College fand ich heraus, dass eine Tasse Kaffee nach einem kurzen Schlaf meine Konzentration wiederherstellte und es mir ermöglichte, bis spät in die Nacht zu lernen, wenn ich den ganzen Tag in Veranstaltungen gesessen hatte. Diese paar Stunden

Schlaf von heute Nachmittag sind der ganze Schlaf, den ich in den nächsten zwanzig Stunden bekomme.

Am späten Nachmittag bin ich eine ruhige, elf Kilometer lange Strecke über die Landstraßen am Fluß entlang gejoggt. Die Route ist recht abgelegen, so dass man selten andere Läufer trifft. Daher sieht man unterwegs wunderbare Dinge: das geometrische Muster von Raubvögeln, die kurz nach der Weizenernte über den Sommerhimmel fliegen; die reifen Maisfelder, die sich an schwülen Augustnachmittagen im Wind wiegen und deren Grün so saftig und frisch ist, dass die warme Luft über ihnen bläulich schimmert; die Sojaäcker, die im Spätherbst zu einem knusprigen Ockergelb gereift sind, wenn den ganzen Tag die Grillen singen und die Rehe auf den Feldern allmählich unruhig werden. Entlang des Flussufers ist es besonders ruhig; manchmal sind das Gleiten des wermutfarbenen Wassers unterhalb des Weges oder das leise Brummen eines Propellerflugzeugs, das oben am Himmel vorbeifliegt, die einzigen Geräusche … Heute war ich erst bei Einbruch der Dunkelheit, am Scheitelpunkt des Tages, mit dem Laufen fertig und konnte beobachten, wie die Sonne am Horizont unterging – sie beleuchtete den Himmel mit diesem besonderen warmen Abendlicht, einer Mischung aus Gelb, Orange und Rot.

Wenn ich an einem Tag, auf den eine Nachtschicht folgt, joggen gehe, sehe ich alles immer viel deutlicher und erinnere mich später viel besser daran. Der Rhythmus von Atmung und Herzschlag hat fast eine hypnotische Wirkung und öffnet Gedankengänge, die weit über das Nützliche hinausgehen. Eine Stunde harten Trainings versorgt mich mit einem Energiebonus, der weit in die Nachtschicht hineinreicht; wenn ich diesen zusätzlichen Gang einlege, um die Schicht zu überstehen, spüre ich, wie er mir Kraft gibt. Ich laufe die elf Kilometer lange Strecke immer komplett durch, egal wie das Wetter ist oder wie müde ich gegen Ende bin, denn wenn ich vorzeitig mit dem Joggen aufhöre, könnte ich vielleicht auch in Versuchung geraten, auf irgendeine Weise vorzeitig mit meiner Schicht aufzuhören.

Kein anderer Tagesablauf funktioniert bei mir ähnlich gut, denn nur diese Reihenfolge gibt mir das Gefühl, ich hätte mich ein wenig um mich selbst gekümmert. Nach jahrelanger Routine bin ich daran gewöhnt, mein Leben automatisch in stündliche Intervalle einzuteilen: Elf Stunden sind eine Nachtschicht, zwei Stunden Schlaf schärfen die Konzentration, in einer Stunde joggt man ungefähr elf Kilometer über Landstraßen … und eine Stunde, die man damit verbringt, ein Kind wiederzubeleben, ohne seinen Puls zu bekommen, ist ein unerklärlicher Verlust.

Die Routine hilft einem, mit dem Ganzen fertig zu werden. Trotzdem wird ein Notfallarzt nie die schreckliche Sorge los, mitten in der Nachtschicht vom Chaos überwältigt zu werden – wenn man allein mit hohem Risiko arbeitet, sich so weit wie möglich aufteilt, ohne eine gefährliche Situation zu provozieren, wenn man hungrig und müde ist, wenn einem schlecht ist und die Konzentration nachlässt. Am besten betrachtet man es als ein heimliches Entwicklungsstadium des eigenen Lebens und akzeptiert die ständige innere Veränderung – die Schädigung der Persönlichkeit –, wenn man feststellt, dass ein

Teil von einem immer in Alarmbereitschaft ist, auch wenn man keine Nachtschicht hat. Dann ist es so weit, dass man ständig einen Notfallplan im Kopf hat und darauf programmiert ist, sich auf das, was als Nächstes kommt, einzustellen, vorzubereiten und darauf zu reagieren.

21 Uhr. Jetzt muss ich losfahren. Es ist angenehm, bei der Autofahrt zur Arbeit wie in einem Kokon eingeschlossen zu sein und den Körper vor einer Schicht langsam hochzufahren und danach wieder entspannen zu können. Die Fahrt zur Arbeit kann alles Mögliche sein. Normalerweise ist es eine Zeit, in der man in Ruhe über Dinge nachdenkt und dabei seine persönlichen Lebensbereiche durchstöbert. Man kann eine Bestandsaufnahme machen, noch einmal prüfen, ob an diesem bestimmten Tag alles in Ordnung ist – Familie, Gesundheit, Karriere, Finanzen, zukünftige Ziele …

Von Zeit zu Zeit denke ich darüber nach, wie man die Arbeit in der Notaufnahme am besten machen kann, und rufe mir ins Gedächtnis, wie ich bei der letzten Schicht einen schwierigen Fall bewältigt habe, beurteile kritisch, wie er abgelaufen ist, und überlege, was ich hätte besser machen können. Oder ich spiele in Gedanken ein bestimmtes Szenario durch, eine Wiederbelebung zum Beispiel, um sicherzugehen, dass ich die Medikamente richtig dosiere und mich daran erinnere, wo die nötigen Geräte und das Material sind – für den Fall, dass es in der folgenden Nacht wieder passiert. Wenn man sich etwas ins Gedächtnis ruft, etwas kritisch überdenkt oder in Gedanken durchspielt, kann es dabei helfen, sich vorzubereiten und sich auf etwas einzustellen – um Strategien zu entwickeln, richtig zu reagieren und über den besten Zug zu entscheiden. Wie bei einem wichtigen Schachspiel. Manchmal nehme ich mir während einer Fahrt zur Arbeit vor, Geduld mit den Eltern zu haben, selbst wenn sie um 3 Uhr morgens mit einem belanglosen Problem ankommen. *Vergiss nicht* – keiner, der in die Notaufnahme kommt, ist gerne dort; sie kommen, weil sie sich Sorgen um ihr Kind machen, und wenn sie mit dem Gedanken nach Hause gehen, dass ihnen niemand zugehört hat, ist das noch schlimmer.

Während der heutigen Fahrt dachte ich darüber nach, was ich an Fähigkeiten mitbringe – dass ich jedes Mal versuche, mein Bestes zu geben, und mein Bestes jedes Mal ein wenig besser zu werden scheint. Und wieder habe ich den Gedanken, dass in jedem Leben eine Zeit kommt, in der man die Gelegenheit erhält, sich anzutreiben und zu sehen, was man alles erreichen kann; eine Zeit, an die man viel später, nach der ganzen Anstrengung, zurückdenken kann, um sich an dem vergänglichen Lebensabschnitt zu erfreuen, als man jung und stark war, sein Bestes gab und gute Arbeit leistete. *Das wird nicht leicht werden.* Danach erinnere ich mich an einen Fall, bei dem mein Handeln etwas veränderte, bei dem sich jemand, dem es sehr schlecht ging, gut erholte, auf die bestmögliche Weise, die Physiologie und Schicksal zuließen – wegen meiner Kenntnisse und Fertigkeiten, wegen der Entscheidungen, die ich zu seinen Gunsten traf.

Es tut gut, wenn man sich daran erinnert, dass man in diesem Leben etwas verändert hat. Auch wenn es nur einmal der Fall war. Und es tut besonders gut, wenn man es sich während der Fahrt zur Notaufnahme vor einer Nachtschicht ins Gedächtnis ruft …

Nach meiner Fahrt über die leere Schnellstraße und die dunklen Geschäftsstraßen parke ich in der Tiefgarage des Krankenhauses. Die Menschen, die tagsüber gearbeitet haben, sind längst nach Hause gegangen. Ich laufe durch den leeren Gang im Keller, steige die hintere Treppe hinauf ins Erdgeschoss und gehe dann über den Flur in mein Büro. Es ist ein ruhiger, einsamer Weg, begleitet vom Summen der Leuchtstofflampen, eine letzte Gelegenheit, mich zu sammeln, bevor meine Schicht anfängt. Auf diesem Weg treffe ich fast nie jemanden. Die Notaufnahme liegt gleich um die Ecke von meinem Büro. Die unsichtbare Geräuschkulisse der plappernden Belegschaft verrät mir, wie viel los ist und wie die Nacht vermutlich verlaufen wird. Eine Unterhaltung mit entspanntem Gelächter bedeutet, dass die Nacht bisher ruhig war; wohingegen viele einzelne und hastige Gespräche oder überhaupt keine Gespräche normalerweise bedeuten, dass viel zu tun ist und es wahrscheinlich auch so bleiben wird.

Sobald ich in meinem Büro bin, schließe ich die Tür, ziehe einen Kittel an, befestige mein Namensschild an meinem Hemd und stecke die laminierte Merkkarte, auf der die Medikamentendosierungen stehen, in die Brusttasche. Ein flüchtiger Blick auf die Karte ist mitunter sehr nützlich, wenn ich in der Aufregung einer Wiederbelebung beispielsweise meinen eigenen Namen nicht mehr richtig schreiben kann. Jeder braucht so eine Karte in der Tasche, egal wie viel Erfahrung er hat. Dann hänge ich mir mein Stethoskop um den Hals – das einzige, das ich je besessen habe, mit dem ich die Herzen und Lungen sämtlicher Patienten abgehört habe, die je von mir behandelt wurden.

Ich sehe schnell die Post durch, die sich seit der letzten Schicht angesammelt hat. Kurz bevor ich hinausgehe, nutze ich den letzten ruhigen Moment, den ich in den nächsten elf Stunden haben werde, und akzeptiere schließlich, was mich erwartet.

21:59 Uhr. Jetzt ist es Zeit aufzustehen und in die Notaufnahme hinüberzugehen. Jede Nachtschicht ist ein Ringen mit sich selbst, ein elfstündiger Kampf gegen jede Menge natürlicher Bedürfnisse: das Bedürfnis aufzuhören, wenn man müde und hungrig ist, aufzugeben, wenn man frustriert ist, weil man mit zu viel Chaos überhäuft ist, sich geschlagen zu geben und schnell fertig zu werden, wenn es zu viel Kraft gekostet hat, völlig allein zu arbeiten. Bei der Heimfahrt am nächsten Morgen sieht man sein Gesicht im Rückspiegel; wenn man sagen kann, dass man die Bedürfnisse überwunden und während der Schicht einen kleinen persönlichen Sieg über sich selbst davongetragen hat, ist es eine gute Heimfahrt.

Es wird Zeit. Ich betrete die Notaufnahme immer durch eine Tür, die zu dem Raum führt, in dem die Schwestern ihre Essenspausen verbringen, und trinke erst einmal eine halbe Tasse heißen Kaffee. Aber nur eine halbe Tasse, denn eine volle Tasse Koffein auf leeren Magen, nachdem ich elf Kilometer gejoggt bin, hat zur Folge, dass meine Hände zittern, wenn die Schicht anfängt. Man weiß nie, ob die erste Aufgabe des Abends darin bestehen wird, einen Schnitt im Gesicht eines Kindes zu nähen. Nach dem Kaffee werfe ich einen Blick in den Notaufnahmebereich, um die Anzahl der Karten von neuen Patienten zu zählen, die auf eine Behandlung warten, und um zu sehen, welche Ärzte ich von der Abendschicht ablöse. Nachdem ich mich auf diese Weise ein wenig orientiert habe, wird es Zeit, mich den Geräuschen und dem gleißenden Licht der Nachtschicht zu überlassen.

22:01 Uhr. Die Uhr läuft immer weiter. Ich nehme jedes Mal einen neuen Stift aus dem Plastikbehälter an der Theke. Mein einziger Tick bei der Arbeit in der Notaufnahme besteht darin, in jeder Schicht einen neuen Stift zu benutzen. Anschließend säubere ich die Plastikmembran am Kopf meines Stethoskops mit einem in Alkohol getränkten Wattebausch. Dann wasche ich mir die Hände mit der braunen Jodseife aus dem Spender über dem Waschbecken. Manchmal sehe ich dabei auf meine Hände und denke an all die Kinder, die sie untersucht haben, und ich spüre eine gewisse Kontinuität in all den Jahren, die ich hier verbracht habe – und sie kommen mir so stark und tüchtig vor … Danach nehme ich die Karte des ersten Patienten in die Hand …

Ein inneres Leuchten

4. Juni 1996
Notaufnahme
Kinderkrankenhaus

Entschuldigen Sie, Doktor, aber sobald Sie hier fertig sind, brauchen wir Sie in Raum zehn.«

Die Schwester, die mir das sagt, steht in der Tür, als ich gerade den letzten Stich an einer Wunde am verletzten Kinn eines kleinen Jungen mache. Raymond. Er ist gegen eine Tischkante geschlagen und hat eine tiefe Platzwunde, bis zum Kieferknochen. Sein ganzes Hemd war vorne voller Blut. Aber es ist nichts gebrochen.

Raymond geriet bei dem Wort »Stiche« in Panik. Wir konnten ihn nur mit Mühe beruhigen; ich erklärte ihm, dass ich ganz vorsichtig nähen würde – dass ich die Wunde mit Novocain-Gel betäuben und er die Stiche danach nicht mehr spüren würde. Er hat es verstanden und mir vertraut, und bis jetzt konnte ich mein Wort halten. Für ihn und seine Eltern ist die Notaufnahme eine sanfte und angenehme Erfahrung.

Bis jetzt. Die Stimme der Schwester in der Tür hat

einen förmlichen, gepressten Tonfall; ein Signal für mich, dass irgendetwas nicht stimmt. In Wirklichkeit gibt es überhaupt keinen Raum zehn in unserer Notaufnahme. »Raum zehn« ist ein Codewort – für einen »äußerst dringenden Notfall«, der mit dem Krankenwagen hereinkommt.

»Ich mache gerade den letzten Stich«, antworte ich, ohne hochzusehen.

»In Ordnung. Wir bereiten alles vor.«

»Gut. Ich bin gleich da.«

Mein Tonfall ist ähnlich förmlich, was merkwürdig wirkt, da ich mit jemandem spreche, mit dem ich seit Jahren zusammenarbeite. Aber er vermittelt, dass ich den ernsten Hintergrund ihrer Aufforderung verstehe, ohne Raymond und seine Eltern zu beunruhigen.

Noch ein Stich. Ich muss einen höheren Gang einlegen – mich darauf konzentrieren, dass meine Hände die Arbeit schnell, aber sorgfältig beenden: die Nadel auf jeder Seite der Wunde gleich tief und symmetrisch hinein- und hinausführen, das heraustropfende Blut abtupfen; *nichts übereilen*, den Kreuzknoten mit der richtigen Spannung zusammenziehen, damit die Wundränder sich annähern – genau so. Doch meine Gedanken sind bereits bei »Raum zehn«. *Was wird es sein? Ein schweres Schädeltrauma? Herzstillstand? Eine Schusswunde? Werde ich es in den Griff bekommen?*

Ich muss mich zusammenreißen, um mich darauf zu konzentrieren, diesen letzten Kreuzknoten festzuziehen. Ohne dass ich hinsehe, weiß ich, dass Raymonds Eltern mein Gesicht beobachten – an meinem plötzlichen Schweigen scheinen sie zu merken, dass irgendetwas am Ende des Ganges nicht stimmt. Offenbar können sich die Eltern eines kranken oder verletzten Kindes sehr schnell in die medizinische Notlage einer anderen Familie hineinversetzen. Ich vermeide den Blickkontakt, um zu wirken, als sei ich auf meine Arbeit konzentriert und um ihr Vertrauen aufrechtzuerhalten. Obwohl meine Gedanken schon auf den nächsten Fall gerichtet sind.

Fertig. Sieht gut aus. Ich schneide die Fäden des letzten Stiches kurz über dem Knoten ab und fahre mit tonloser Stimme fort.

»Das hätten wir. Gleich kommt noch eine Schwester, die einen Verband auf die Wunde macht und Ihnen erklärt, wie sie sie versorgen müssen.« Ich gehe Richtung Tür. »Ihr Kinderarzt kann die Fäden nächste Woche in seiner Praxis entfernen. Es ließ sich gut zusammennähen und dürfte schnell heilen.«

Das habe ich im Laufe der Jahre schon tausendmal gesagt; ich beobachte ihre Gesichter, um festzustellen, ob es genug war. Sie nicken zustimmend, ihre Augen scheinen ein stilles Dankeschön auszudrücken. Aber sie sagen nichts, stellen keine Fragen und scheinen zu verstehen, dass ich mich beeilen muss.

Ich streife die blutigen Gummihandschuhe ab, werfe sie in den Mülleimer und betrete den Gang, genau in dem Moment, als die Sanitäter ihre leere Transportliege an mir vorbeirollen, zurück in den Bereich der Notaufnahme, wo die Krankenwagen ankommen. Ich sehe in die entgegengesetzte Richtung und erblicke zwei Krankenschwestern, die in einem Raum am Ende des Flurs um ein Bett herumlaufen und mit zwei besorgt aussehenden Erwachsenen sprechen.

Dort ist es. Mein Tempo beschleunigt sich automatisch, als ich auf sie zugehe, ich beeile mich, doch ohne zu rennen. Ich habe gelernt, niemals zu rennen. Alle anderen dürfen rennen, aber niemals der Arzt. Denn die Eltern werden mich prüfend begutachten, sobald ich in ihr Leben trete – Eltern, die wegen der Ereignisse gezwungen werden, die Hilfe von Fremden in Anspruch zu nehmen. Fremde, die nun an den inneren Mechanismen einer Familienkrise teilhaben – einer Familienkrise, bei der es um das Wohlergehen ihres kostbarsten Schatzes geht.

Ich trete an eine Seite des Bettes und sehe ein winziges neugeborenes Baby, ein Mädchen, das höchstens ein paar Tage alt ist; es hat einen epileptischen Anfall – die Augen starren ausdruckslos vor sich hin, ohne jede Wahrnehmung, der Blick ist nach rechts gelenkt, der linke Arm zuckt, die Augenlider flattern, aus dem Mund kommt schäumender Speichel.

Nur wenige Situationen sind für Eltern beängstigender als so ein Krampfanfall. Er verursacht wiederkehrende elektrische Impulse in den Gehirngängen, ballt sich zusammen und erfasst dann wasserfallartig den ganzen Körper: wenn die Unterströmung zupackt, zerrt er an jedem betroffenen Muskel und führt zu Starr- und Schüttelkrämpfen, und wenn die Verkrampfung sich löst, hinterlässt sie ein erschöpftes Bewusstsein im Kielwasser.

Das Gehirn funktioniert wie eine komplizierte Schalttafel und koordiniert auf geniale Weise die Übertragung von zahlreichen Signalen über Nervenbahnen. Wenn die

Schaltungen durch den elektrischen Feuersturm eines epileptischen Anfalls überlastet sind, gibt es nur ein einziges starkes Signal – wiederkehrend, außer Kontrolle geraten, unkoordiniert. Es ist kein Wunder, dass man früher glaubte, Epileptiker seien vom Teufel besessen, da das Bewusstsein während der Anfälle völlig ausgeschaltet ist und der Körper gewaltsam von irgendeiner dunklen, unsichtbaren Kraft verrenkt und gesteuert wird.

Dies hier ist ernst – kritisch –, denn bei einem neugeborenen Baby kann ein epileptischer Anfall zu Hirnschäden führen, wenn er zu lange anhält. Wie lang ist zu lange? Niemand weiß es genau, aber man nimmt immer an, dass jede Minute zählt. Meine Aufgabe ist, jedes kleine bisschen der neurologischen Leistungsfähigkeit zu erhalten, deren zarte Anfänge durch eine derartige Belastung sehr leicht beschädigt werden können. Dieses kleine Mädchen wird von einem üblen Anfall geschüttelt, und es gibt keine Anzeichen, dass er sie loslässt …

Ich sehe die Eltern an und stelle mich vor. »Wie heißt sie?«, frage ich und sehe von einem zum anderen.

»Grace«, stößt der Vater nervös hervor.

»Wann hat es angefangen?« Wenn sie eine Stimme hören, die sie auffordert, etwas zu sagen, beruhigen sie sich normalerweise ein wenig. Und es hilft mir zu erkennen, wer die Entscheidungen trifft, je nachdem, wer zuerst antwortet.

»Vor ungefähr einer Stunde«, antwortet er mit bebender Stimme, während er sich bemüht, nicht die Beherrschung zu verlieren. »Vielleicht auch schon vorher. Seitdem kommt und geht es immer wieder. Ich verstehe das nicht – die Geburt war normal, und danach im Krankenhaus war auch alles in Ordnung. Was meinen Sie, was passiert ist?«

Dies ist nicht der beste Zeitpunkt für Erklärungen. Denn sie könnten in Panik geraten, wenn ich ihnen sage, dass es ein epileptischer Anfall ist, ohne genau zu erläutern, was das bedeutet. Und dann hätte ich *zwei* große Probleme, mit denen ich fertig werden müsste – das Baby und die Eltern. Jetzt ist einfach keine Zeit für eine ausführliche Erklärung, denn zuerst muss ich das Baby behandeln. Doch wenn ich ausweiche, könnten sie meine Fähigkeiten in Frage stellen oder sich Sorgen machen, dass ich etwas Wichtiges verberge, um sie zu schonen. Man muss behutsam den richtigen Zeitpunkt wählen.

Der Vater hat Angst und Mühe, sich zu beherrschen, ist aber trotzdem vernünftig und mischt sich nicht ein. Diesen Zustand muss ich halten. Die Mutter weint, sie ist beunruhigt und besorgt; sie scheint sich darauf zu verlassen, dass ihr Mann mit mir spricht.

Ich habe genug gesehen, um meinen Reanimationsmodus einzuschalten. Der professionelle Teil meines Gehirns sucht seine Aktenordner durch … so lange, bis er die unsichtbare geistige Karte mit der Information herauszieht, die ich brauche, um diesen Fall zu behandeln – sie trägt die Überschrift »Krampfanfälle bei Neugeborenen«. Ich prüfe schnell die Einträge, dann sage ich zu den Schwestern: »Wir geben ihr zuerst etwas Sauerstoff.«

Immer wieder wird stillschweigend eine Grenze überquert, sobald der Arzt bei der Behandlung eines kritischen Falls wie diesem eine Anweisung gibt – die Eltern sind daraufhin bereit, ihre Rolle als Betreuer mit beinahe religiös anmutendem Vertrauen an den Arzt abzutreten.

Jede Verkrampfung erzeugt eine neue Verkrampfung. Je länger das Ganze also anhält, desto schwieriger wird es, sie zu unterdrücken, und desto größer wird das Risiko einer Gehirnverletzung. Ich muss Prioritäten setzen, muss Dinge vorwegnehmen und vorausahnen, was ich vor mir sehe, denn das ist die beste Möglichkeit, um Komplikationen zu verhindern.

Prüfe die Lebenszeichen des Patienten. Zum Glück sind sie im Moment stabil. Aber das könnte sich schnell ändern und muss genau beobachtet werden.

Ich muss mich wieder den Eltern widmen, muss sie vom Bett wegbringen, damit wir ungestört arbeiten können. Meine Stimme stellt sich automatisch darauf ein, zuversichtlich, ruhig, kontrolliert und bestimmt zu klingen – in einem Tonfall, der keine weiteren Fragen zulässt, denn dafür haben wir jetzt einfach keine Zeit.

Sei direkt …

»Es sieht so aus, als hätte Grace einen Krampfanfall. Das bedeutet, dass eine Stelle ihres Gehirns zu viele Signale abschickt.«

Sei positiv …

»Ihre Lebenszeichen sind stabil, das ist im Moment das Wichtigste.«

Gib ihnen Halt …

»Wir müssen ihr jetzt eine Infusion mit Medikamenten geben, damit das Ganze aufhört. Danach machen wir ein paar Tests, um herauszufinden, woran es lag. Ich versuche,

Sie über alles zu informieren, was wir tun, aber wir müssen jetzt anfangen. Verstehen Sie?«

»Ja, Herr Doktor, in Ordnung, tun Sie, was Sie tun müssen«, willigt der Vater ein.

Die Mutter sieht nach unten; sie zittert, weint jetzt heftiger, hält die Hand ihres Babys und fragt sich wahrscheinlich, ob es das letzte Mal sein wird.

Gib ihr einen Moment Zeit.

»Grace ist mein erstes Kind. Wir sind gerade erst aus dem Krankenhaus gekommen, und alles war in Ordnung. Ich habe sie noch vor einer Stunde gestillt. Wie kann es ihr jetzt so schlecht gehen? Wird sie im Krankenhaus bleiben müssen?«

Eine der Schwestern erklärt, warum die Antwort auf die letzte Frage »ja« lautet, und führt die Eltern zu den Stühlen in der Ecke des Raumes.

Jetzt müssen wir uns beeilen. Ich wende mich an die Schwestern. »Ich fange jetzt mit einer Infusion an und nehme Blut für die üblichen Labortests ab. Wenn sie danach immer noch krampft, geben wir Medikamente.«

Die Arbeitsabläufe selbst bereiten mir keine Mühe. Sie erscheinen vor meinem geistigen Auge, als würde ich sie von meiner unsichtbaren Karte ablesen. Ich bin zuversichtlich, dass es die richtige Karte ist und dass sie alle notwendigen Informationen enthält.

Diese Zuversicht bei der Behandlung eines schwierigen Falls streben alle Ärzte an. Sie stellt sich erst nach vielen Jahren ein, nach der Behandlung vieler Fälle, bei denen man sich durch alle unterschiedlichen Erscheinungsbilder gekämpft hat. Eines Tages scheinen die Zähne plötzlich an der richtigen Stelle einzurasten – eine Tür öffnet sich, und man sieht seine Arbeit mit neuen Augen. Es ist eine merkwürdige Sache, die intuitiv abläuft – als bekäme man eine zusätzliche Fähigkeit geschenkt, mit der man die wenigen vorhandenen Fakten in kurzer Zeit in einen klaren Plan umwandeln kann, der einem den bestmöglichen Weg zeigt.

Ein klarer Plan: *Krampfanfall eines Neugeborenen: Sauerstoff verabreichen → Lebenszeichen überprüfen → mit einer Infusion anfangen → Bluttests veranlassen → antikonvulsive Medikamente verabreichen …* Eins, zwei, drei, immer der Reihe nach. Wenn man den besten Weg klar vor sich sieht, verliert man die Angst, einen kritischen Fall zu behandeln – die Angst, mittendrin gepackt zu werden und die Orientierung zu verlieren und dann zu erstarren, einen Blackout zu haben und zu versagen. Es gibt einem die Zuversicht, dass man die richtigen Entscheidungen treffen wird, um das bestmögliche Ergebnis zu erzielen – selbst wenn auf dem Patienten, den man gerade behandelt, das spürbar schwere Gewicht des Schicksals lastet.

Diese Zuversicht ist keine Selbstzufriedenheit – nein. Denn man muss trotzdem jede Begegnung steuern, jede vorhandene Option abschätzen und die richtigen Entscheidungen treffen, wie man am besten vorgeht. Folglich werden bei jedem kritischen Fall die Nerven belastet, denn jedes Mal wird auf einzigartige Weise deine Seefestigkeit überprüft. Doch im Gegensatz zur Angst wird man nicht verwirrt oder davon abgehalten, sein Bestes zu geben, wenn die Nerven angespannt sind. Angespannte Nerven ohne Angst sind etwas Gutes – sie bewirken wie nichts anderes, dass man aufpasst, sich auf die Aufgabe konzentriert.

Konzentriere dich.

Ich sehe auf die Uhr, um zu wissen, wann wir angefangen haben – 2 Uhr morgens. *Vergiss nicht, mehrmals auf die Uhr zu sehen.* Manchmal ist die Uhr die einzige Verbindung zur Realität, wenn man tief in einer Wiederbelebung steckt.

Der Anfall dauert nun schon fünf Minuten. Noch länger, wenn wir die Zeit zu Hause hinzurechnen. Wir müssen antikonvulsive Medikamente geben, um den Anfall zu stoppen. Mit einer Infusionsleitung, einer Rettungsleine im wahrsten Sinne des Wortes – indem wir einen dünnen, 2,5 Zentimeter langen Katheterschlauch aus Plastik in eine Vene schieben. Egal welche Vene, je eher, desto besser. Einem Baby eine Infusion zu geben ist keine leichte Aufgabe; die Venen sind winzig, einige so fein wie ein ausgehöhlter Faden und mit Wänden, so dünn wie Seidenpapier. Sie sind schwer zu erkennen. Und es ist unmöglich, sie unter der Haut zu spüren.

Nach einer kurzen Untersuchung ihres unruhigen, verkrampfenden Körpers finde ich nur eine sichtbare Vene – in der Kopfhaut. Ich kenne Eltern, die bei Infusionen in der Kopfhaut in Panik geraten; einmal hielt ein Vater sogar meine Hand fest, um mich aufzuhalten, aus Angst, dass eine Nadel in der Kopfhaut schon von sich aus eine Gehirnverletzung verursachen würde. Ich habe keine Zeit, zu den Eltern hinüberzugehen und ihnen diese Entscheidung zu erklären, denn die Krämpfe des Babys werden stärker. Allerdings muss ich ihre Reaktion im Auge behalten.

Die Krankenschwester, die mir hilft, hat eine schwere Aufgabe – sie befestigt die Sauerstoffmaske auf dem Gesicht des Babys und hält gleichzeitig Kopf und Körper ruhig, damit ich die Infusion legen kann; und das alles während des rhythmischen Schüttelns der Krämpfe. Obwohl die Hände fest zudrücken müssen, muss es den Eltern zuliebe behutsam aussehen.

Setze Prioritäten. Zuerst die Tourniquet-Presse – ein dünnes Gummiband, das wie ein Stirnband fest am unteren Kopfrand anliegt. Danach wird die Haut oberhalb der Vene kurz mit Alkohol abgetupft. Vorsichtig wie eine Mücke steche ich die winzige Spitze des Infusionskatheters ein paar Millimeter unter die Haut. Nun kommt der schwierige Teil – mit der scharfen Seite der Katheterspitze muss ich das verborgene Gewebe darunter absuchen und hoffen, dass ich die Venenwand treffe und in das Innere stechen kann. Suchen und hoffen. Sobald Blut in das Mittelstück des Katheters fließt, weiß ich, dass ich drin bin …

Millimeter kommen mir wie Meilen vor. Wenn ich zu kräftig suche, steche ich durch die winzige Vene hindurch; dann blutet sie unter der Haut und kann nicht verwendet werden. *Vergiss nicht – es ist die einzige.* Aufsteigendes Blut zeigt an, dass ich drin bin. *Taste dich vorsichtig weiter.* Ich kann die dünne blaue Linie der Vene kaum erkennen. Während der rhythmischen, zuckenden Bewegung ist es sehr schwierig, den Katheter langsam weiter nach vorn zu schieben. Als versuchte man mit geschlossenen Augen, einen Faden in ein winziges Nadelöhr hineinzuführen.

Genau unterhalb der zarten, fast durchsichtigen Haut des Neugeborenen schiebe ich die Spitze weiter – Millimeter um Millimeter –, um das Blutgefäß zu treffen, das ich vor dem Anlegen der Tourniquet-Presse noch besser erkennen konnte, und beobachte dabei, ob Blut in das Mittelstück des Katheters fließt. Gleichzeitig sehe ich nach unten, um die Atmung des Babys im Auge zu behalten, und höre mit einem Ohr auf die Eltern, die unsere Arbeit beobachten. *Wie spät ist es jetzt? Nein – prüfe das später – wende deinen Blick nicht von der Vene.* In solchen Situationen scheinen die Eltern ständig meine Hände und mein Gesicht zu beobachten, deshalb muss ich beides ruhig halten.

Jetzt müsste ich in der Vene sein. Doch es kommt kein Blut. Wo ist sie? Bin ich schon seitlich vorbei? Oder zu tief? *Nicht hektisch werden.* Ich ziehe den Katheter besser wieder ein wenig heraus und versuche es erneut. *Und wenn ich diese Infusion nicht hineinbekomme?* Negative Gedanken wie diese scheinen sich immer dann einzuschleichen, wenn man mitten in einem kritischen Fall steckt; sie können hinderlich sein, alles erschweren. Also lernt man, sie abzublocken.

Ich ändere den Winkel des Katheters ein wenig; dann schiebe ich ihn noch einen halben Millimeter weiter … jetzt spüre ich das winzige »Plopp« – fast wie ein Nachgeben, das über den Katheter bis zu meinen Fingern weitergeleitet wird. Es ist eher die *Abwesenheit* von irgendetwas als das Vorhandensein; eine winzige Verringerung des Widerstands, die so klein ist, dass man sie erst nach jahrelanger Übung richtig einschätzen kann. Sie zeigt, dass die Katheterspitze gerade durch eine Seite der Vene gedrungen ist und jetzt in dem Hohlraum steckt. Mit Gummihandschuhen kann ich dieses Gefühl nicht wahrnehmen, deshalb trage ich sie nicht mehr. Doch jetzt spüre ich es – es ist das gleiche willkommene Gefühl wie sonst auch, nur leicht verändert, weil meine Fingerspitzen die zuckenden Bewegungen des Babys ignorieren müssen.

Nun müsste der Katheter drin sein. Ich muss mich vergewissern – ihn einen Moment lang festhalten – *ja!* Da ist es, langsam steigt das purpurrote Blut in das Mittelstück des Katheters auf. Die Hände bleiben unverändert; auch wenn es unverzeihlich wäre, ist es immer noch möglich, dass ich die Vene wegen einer ungeschickten Bewegung wieder verliere.

Er ist nicht drin, bis er nicht komplett drin ist. Jetzt muss ich den Katheter in seiner ganzen Länge in die winzige Vene einfädeln. So vorsichtig wie möglich schiebe ich meine Hände nach vorn, um ihn an Ort und Stelle zu bringen – in eine ganz bestimmte Lage, mit genau diesem Winkel und in genau dieser Tiefe; dann verringere ich den Druck auf die Haut ein wenig, damit sie sich zusammenzieht, und fädele beherzt den winzigen Plastikkatheter ein. Siegreich und mühelos gleitet er hinein. Zum Glück hat er sich nicht verbogen oder ist geknickt.

Man muss sich damit abfinden, dass niemand anderes die Infusion übernehmen wird, bevor der Katheter nicht völlig sicher in der Vene steckt und man bereit ist zu übergeben. Ich klebe den äußeren Teil an der Kopfhaut fest, ziehe mit einer leeren Spritze eine Blutprobe auf und fülle dann Kochsalzlösung hinein, die sich widerstandslos in die Vene drücken lässt.

So weit hat alles gut geklappt. Wir haben den Zugang

gesichert. Jetzt kann die Krankenschwester die Infusion an die Schläuche anschließen und pumpen.

Sieh jetzt nach, wie spät es ist – 2:22 Uhr. Es hat zwanzig Minuten gedauert, die Infusion zu legen. Zweiundzwanzig Minuten. Das habe ich schon besser hinbekommen, aber ich sollte dankbar sein, dass sie drin ist. Einen Teil haben wir geschafft. Ich prüfe noch einmal kurz, wie Grace atmet – bis jetzt sieht es gut aus, überraschend gut. Ihre Brust hebt und senkt sich regelmäßig, und ihre Lungen füllen sich vollständig mit Luft, wie ich mit dem Stethoskop feststelle. Ihre Haut ist immer noch rosa. Doch der Anfall wird stärker – jetzt zucken *beide* Arme und Beine, die winzigen weißen Fäuste sind fest zusammengepresst. Dieses kleine Baby wird von einer dunklen, unsichtbaren Macht durchgeschüttelt. Es kämpft mit allem, was es zu bieten hat, dagegen an. Doch wenn die Krämpfe sich noch weiter verstärken, werden die Brustmuskeln überwältigt und die Luftzirkulation durcheinandergebracht – und es besteht das Risiko eines Gehirnschadens.

Ich kann die Eltern am Rand meines Blickfelds sehen. Sie sitzen hilflos da und beobachten uns von der Seite. Wie so viele andere vorher bleiben sie anonym. Sie hoffen darauf, dass eine große, kraftvolle, warme Hand herunterkommen wird, um ihr Kind zu berühren. Meine Körpersprache ist die einzige Kommunikation, die ich ihnen bieten kann. Egal ob ich Angst habe oder nicht, ich darf sie nicht zeigen. Kontrolliert, zuversichtlich, entschlossen – das muss vorerst genug sein.

Nun muss ich den Krampfanfall unterdrücken. Eine

schwere Entscheidung. Es gibt eine große Auswahl an antikonvulsiven Medikamenten; jedes hat Vor- und Nachteile, wenn man es einem neugeborenen Baby gibt. Um die Möglichkeiten abzuwägen, spult meine geistige Datei zu der Karte vor, die mit »Valium« überschrieben ist. Valium ist eine gute Wahl, weil es schnell wirkt – innerhalb von Minuten. Andere Medikamente brauchen länger. Und die Zeit arbeitet gegen uns. Valium beruhigt – was insofern positiv ist, als es den Krampfanfall unterdrückt; negativ ist jedoch, dass es die Atemtätigkeit des Babys hemmen wird. Wir verlieren kostbaren Boden, wenn sie zu atmen aufhört, denn dann werde ich einen Beatmungsschlauch in ihre Luftröhre einsetzen müssen, damit sie mit einer Maschine beatmet werden kann.

Es besteht kein Zweifel daran, dass wir diese heftiger werdenden Krämpfe schnell beenden müssen, denn mit jeder weiteren Sekunde wird das Gehirn des Babys einer unermesslichen Belastung ausgesetzt. Doch Valium eignet sich besser für ältere Kinder und Erwachsene, um Krampfanfälle zu bekämpfen. Ich kann mich nicht erinnern, es jemals einem Neugeborenen gegeben zu haben – die Auswirkungen sind nicht vorhersehbar, es könnte ihre Atmung so stark hemmen, dass sie den Beatmungsschlauch brauchen wird. Einen Beatmungsschlauch mit der Größe und Form eines gebogenen Strohhalms durch den winzigen Mund und den Hals in die winzige Luftröhre einzusetzen, die in der dunklen Tiefe ihres zuckenden Körpers sitzt – um 2:24 Uhr, wenn ich müde bin, meine Nerven angespannt sind und niemand im Krankenhaus ist, den ich um Unterstützung bitten kann, falls ich ihn nicht hineinbekomme – während die Krankenschwestern und Eltern mich beobachten – in dem Bewusstsein, dass das Baby ersticken und in meinen Händen sterben könnte, wenn es mir nicht gelingt, und alles weil ich diese Behandlung gewählt habe …

Ich hatte Glück mit der Infusion. Doch einen Beatmungsschlauch einzusetzen kann wesentlich schwieriger sein – es ist wie ein Schuss mit verbundenen Augen; meistens zittern einem die Hände; manchmal kann man die Öffnung dieser winzigen Luftröhre einfach nicht finden. Während man kämpft, um den Schlauch hineinzubekommen, atmet der Patient nicht. Die Lehrbücher schlagen vor, selbst die Luft anzuhalten, während man versucht, ihn einzusetzen, damit man weiß, wie lange die Patienten ohne Sauerstoff sind. Meistens dauert es kaum eine Minute, bis man spürt, wie man zunehmend Angst bekommt, dass man erstickt.

Valium – ja oder nein? Hippokrates lehrte »primum non nocere«, was bedeutet: »vor allem keinen Schaden verursachen«. Mach die Situation durch deinen Eingriff nicht schlimmer. Er lehrte auch, dass »außergewöhnliche Situationen außergewöhnliche Maßnahmen erfordern«. Die Griechen können mir jetzt nicht helfen. Und auch meine ganzen Lehrbücher nicht.

Diese Überlegungen muss man immer ganz für sich allein anstellen. Wenn man sie laut ausspricht, verlieren die Krankenschwestern und Eltern ihr Vertrauen.

Ich lese meine geistige Karte über »Valium« mehrmals durch, um sicherzugehen, dass ich alles beachtet habe und die Logik meiner Entscheidung rechtfertigen kann. Das

Wichtigste ist, die Krämpfe zu unterdrücken – *und zwar sofort*. Manchmal muss man ein kleines Feuer entfachen, um ein größeres zu löschen.

»Wir geben Valium.«

Die Schwester reicht mir die Spritze mit dem Medikament. Hält man es gegen das Licht, sieht es wie klares Öl aus, mit wogenden Schlieren, die die auf dem Zylinder aufgedruckten Zahlen und Messstriche verzerren. Sobald es per Hand in die Infusionsleitung gedrückt worden ist, pumpt die Maschine es schnell durch den Schlauch, dann in den Katheter und in die Vene; das Herz pumpt es durch den Blutkreislauf, wie Äther dringt es durch die Pforten des Gehirns, tränkt das Nervengewebe, verbreitet die wohltuende Wirkung eines Frühlingsregens und beruhigt den elektrischen Feuersturm.

Sieh nach, wie spät es ist – 2:25 Uhr. Grace zuckt nun schon seit dreißig Minuten. Vor dreißig Minuten war ich noch überzeugt, ich hätte es bis jetzt zum Stillstand gebracht. *Los*. Ich stecke die Spritze in den dafür vorgesehenen Zugang der Infusionsleitung und schiebe den Kolben langsam hinunter. Jetzt ist der ganze Inhalt drin. Ich kann sehen, wie es sich durch den Plastikschlauch bewegt, in der Wasserlösung ist eine wogende Ölkugel eingeschlossen, wie die Blase in einer Wasserwaage. Sie pulsiert gleichmäßig auf die Vene zu, wie eine wundersame Kugel, die in die Kammer gleitet und darauf wartet, abgefeuert zu werden. Dann verschwindet sie im Blutkreislauf des Babys.

Jetzt müssen wir alle abwarten, wir sehen auf das zuckende Baby und achten auf die Wirkung. Aus der Bewegung und der Intensität der Krampfwellen die Entwicklung errechnen … Die Krämpfe des Babys beobachten – die Atmung, die Lebenszeichen, meine eigene Körpersprache beobachten, die Reaktion der Eltern im Auge behalten. Ich habe meine geistige Datei bereits bis zur Karte mit dem Eintrag »Beatmungsschlauch« vorgespult und halte sie mir vor Augen, nur für den Fall. Alle Geräte sind vorbereitet, falls ich sie brauche … Ich benötige gerade genug von dem Mittel, um den Anfall stoppen zu können, aber ich darf nicht zu viel nehmen, damit ihre Atmung nicht erlischt …

Der Sekundenzeiger der Uhr dreht sich nun schon seit mehreren Minuten im Kreis, nachdem wir Grace das Valium gegeben haben. Jetzt müsste es eigentlich schon wirken. Aber es gibt noch immer keine Veränderung. *Muss ich mehr geben?* Eine weitere Dosis will ich nicht riskieren, denn das würde ihre Atmung bestimmt zum Stillstand bringen …

Doch dann verändert sich plötzlich das Gesamtbild – als ob etwas Unsichtbares dagegen angehen würde. Die Krämpfe des Babys lassen nach und setzen manchmal sogar aus, der Rhythmus wird etwas unregelmäßiger. Offenbar hat das Medikament das richtige Ventil in den Griff bekommen, dreht es im Uhrzeigersinn und drosselt es fast ganz herunter. Ungefähr eine Minute später haben die Krämpfe aufgehört.

Welch eine Erleichterung.

Sei nicht erleichtert. Denn jetzt bewegt sich das Mädchen kaum noch – sie ist vollkommen erschlafft.

Das ist eine entscheidende Phase, in der man aufpassen muss, nicht über das Ziel hinauszuschießen. Atmet sie noch? Nach eingehender Untersuchung stelle ich fest, dass sich der winzige Blasebalg in ihrer Brust immer noch auf und ab bewegt – allerdings unregelmäßig und geschwächt … aber immerhin atmet sie noch. Die halbe Miete.

Ich habe den Beatmungsschlauch in der Hand – *warte noch,* stürze dich nicht zu schnell auf ihn, noch kämpft sie; versuche, ihre Kraft zu nutzen. Wenn ich sie weiter stimulieren kann, und sei es nur für ein paar Minuten, indem ich ihr zum Beispiel in den Zeh kneife, kann sich der Schmerz einen Weg in ihr Bewusstsein bahnen – und ihr Schreien wird tiefere Atemzüge zur Folge haben, bis sich die Atemtätigkeit wieder auf dem niedrigen beruhigten Niveau einpendelt.

Atemzüge erzeugen weitere Atemzüge. Ich will Grace keine weiteren Schmerzen bereiten; während ihres kurzen Aufenthalts hier hat sie schon zu viele gehabt. Doch dies ist die günstigste Methode, um zu verhindern, dass ich den Schlauch einsetzen muss …

Jedes Mal wenn ich in ihren winzigen Zeh kneife, führt das zu einem entschlossenen Anziehen des Beins – zu einer Grimasse, einem kurzen Schrei und gleichzeitig zu einem willkommenen tiefen Atemzug, der auf ein erwachendes Bewusstsein hindeutet. Nach mehreren Minuten halten die kraftvollen Atembemühungen des Mädchens an. Der Anfall ist vorüber.

2:32 Uhr

Zum ersten Mal seit einer guten halben Stunde kann ich mich aufrichten. Und dabei die schmerzhafte Verspannung im Hals und im Rücken spüren. Es ist ungefährlich, sich von dem Bett zu entfernen und den besorgten Eltern zu erzählen, was passiert ist.

»Grace geht es gut jetzt. Sie liegt ruhig da. Wir konnten den Krampfanfall mit dem Medikament zum Stillstand bringen. Die wichtigsten Dinge wie Atmung und Blutdruck waren die ganze Zeit stabil. Wir lassen sie auf die Intensivstation bringen, damit sie beobachtet werden kann. Morgen kommen dann die Spezialisten und versuchen, die Ursachen für den Anfall herauszufinden. Aber im Moment geht es ihr gut. Haben Sie noch irgendwelche Fragen?«

Sie haben keine Fragen. Sie scheinen erleichtert zu sein, aber auch durcheinander und erschöpft. Vielleicht wissen sie nicht, dass die folgenden Tage noch sehr kritisch werden können – oder sie wissen es genau, brauchen aber erst einmal eine Pause von all diesem hier. Es wäre fast grausam, sie zu diesem Zeitpunkt mit irgendwelchen Spekulationen zu belasten. Und außerdem vergeblich, denn sie sind im Moment nicht in der Lage, solche Informationen zu verarbeiten. Am besten geht man schrittweise vor. Nun sollen sie ihre Tochter erst einmal zurückbekommen.

Grace wird von der Notaufnahme auf die Intensivstation gebracht. Ihr Zustand gilt als »stabil«. Als die Eltern unsere Station verlassen, wünsche ich ihnen viel Glück; sie nicken, ihre Augen scheinen ein leises Dankeschön auszudrücken. Dann wasche ich mir die Hände mit der braunen Jodseife aus dem Spender über dem Waschbecken. Manchmal sehe ich dabei auf meine Hände …

Ein Philosoph hat gesagt: »Sage mir, wie du arbeitest, und ich sage dir, wer du bist.« Wenn man jahrelang in der Notaufnahme gearbeitet hat, kommt man zu der Erkenntnis, dass die Eltern sich selten an den behandelnden Arzt erinnern und dass man nur selten erfährt, ob die eigene Arbeit letzten Endes einen Unterschied machte. Ich weiß nicht, was nach meiner nächtlichen Begegnung mit Grace passiert ist. Aber ich weiß, dass sie in einem kritischen Zustand zu uns kam, wir Entscheidungen treffen und handeln mussten und sie unsere Station stabilisiert mit ihren Eltern verließ.

So sieht die Realität aus. Auch wenn man manchmal mehr bräuchte, ist das oft alles, was man bekommt; und man muss lernen, in diesem kleinen Funken Gewissheit eine persönliche Befriedigung zu finden. Es ist wie ein inneres Leuchten.

Ist es genug, um weitermachen zu können? Vielleicht nicht. Vielleicht doch: Wenn man schließlich akzeptiert, dass ein Großteil der ärztlichen Tätigkeit darin besteht, sich anonym abzumühen. Und dass es eine feine Sache ist, Arzt zu sein – jedes Mal wenn man die Gelegenheit hat, alles unter Kontrolle zu bekommen, und kämpft und zu der Erkenntnis gelangt, dass man sein Bestes getan hat, um die Patienten zu unterstützen …

Julias Mutter

Was mich zurück zum Anfang führt – zu dem tragischen Fall von Julia. Das junge Mädchen in dem weißen Kleid, das letzten Herbst bei einem Autounfall auf dem Weg zur Schule ums Leben kam.

Ich habe später noch oft über den Fall nachgedacht und von Zeit zu Zeit die Wiederbelebung in Gedanken durchgespielt – die Panik in dem Raum mit den kahlen weißen Lampen, Hände, die sich nach vorn strecken, um zu helfen, die ganzen Blutflecken, die Präsenz des Todes – und die schwierige Aufgabe, es der Mutter zu sagen …

Jedes Mal wenn ich über den Fall nachdenke, bin ich sicher, dass wir alles für sie getan haben, dass wir die Vorschriften beachtet haben. Doch ich habe jedes Mal Zweifel – als wäre der Fall noch in einer Hinsicht offen, ungeklärt, nicht abgeschlossen. *Warum?* Es gab schon vorher Todesfälle während meines Dienstes – man vergisst sie nicht, erinnert sich an alle. Doch man macht weiter, selbst wenn es ein Kind ist, möglicherweise bewegt man sich am Rande der Sinnlosigkeit und macht doch weiter, um anderen zu helfen. Denn nachdem man alles für jemanden getan hat, wird einem bewusst, dass noch andere warten, selbst wenn man scheitert. Und dass man weitermachen muss, um sich um die anderen zu kümmern, treibt einen immer wieder an.

Nachdem man alles für jemanden getan hat ... Dieser Satz war früher leichter zu erklären. Jetzt ist er es nicht mehr, zumindest nicht für mich. Denn im mittleren Teil des Lebens verändert sich etwas – weil man feststellt, dass schon genauso viel Zeit vergangen ist wie noch kommen wird. Man denkt dann anders über die Dinge nach, wird vielleicht trübsinnig und denkt über die Verletzlichkeit von Bäumen nach. Früher war es schon ein Erfolgserlebnis, wenn ich bei einem Anfall die schwierige Infusion bewerkstelligte, das richtige Medikament gab und die Krämpfe zum Stillstand brachte; inzwischen ist die Behandlung eines Anfalls für mich nur dann erfolgreich, wenn ich die Infusion hineinbekomme, das richtige Medikament gebe, die Krämpfe zum Stillstand bringe – und so wenig Schmerzen wie möglich verursache.

Offenbar kann ich nichts gegen das leichte Schuldgefühl tun – die Erinnerung an den ungefilterten Schmerz, der aus Julias Mutter herausbrach, an das hilflose Elend, nachdem ich ihr vom Tod ihrer Tochter erzählt hatte. Ihr Leben auf so erschreckende Weise verändert zu sehen, reduziert auf seine reine Existenz – weil ich ihr etwas sagen musste, oder weil ich es nicht *geschafft* hatte, ihr etwas zu sagen? Ist »Es tut mir Leid. Sie hat es nicht geschafft« jemals genug für eine Mutter, die ihr Kind verloren hat? Doch was bleibt einem noch, nachdem man Wissenschaft und Technik so gut wie möglich, aber vergeblich zum Einsatz gebracht hat?

15. Oktober 1999
Notaufnahme
Kinderkrankenhaus

Ein Jahr nach dem Fall habe ich eine Nachricht auf dem Anrufbeantworter im Krankenhaus. Von einer weiblichen Anruferin. Ihre Stimme ist leise und undeutlich, deshalb verstehe ich ihren Namen nicht.

»Hier ist ________. Können Sie mich bitte zurückrufen? Ich habe ein paar Fragen zu meiner Tochter. Meine Telefonnummer ist ...«

Wahrscheinlich eine Routinefrage nach einem neuen Medikament, denke ich beim Wählen.

»Hallo?«, meldet sich dieselbe Frauenstimme am anderen Ende.

»Hier ist der Arzt aus dem Kinderkrankenhaus. Ich habe eine Nachricht vorgefunden, dass ich diese Nummer zurückrufen soll. Leider konnte ich den Namen auf dem Band nicht verstehen. Waren Sie das?«

»Ja, danke, dass Sie zurückrufen. Hier ist Julias Mutter. Erinnern Sie sich an mich?«

Ich erinnere mich nicht. *Julias Mutter?* Das kommt häufig vor. Eltern sehen mich in der Öffentlichkeit, kommen im Einkaufszentrum, im Supermarkt oder im Restaurant auf mich zu – und fragen, ob ich mich an sie erinnere. Die meisten scheinen sich nicht darüber im Klaren zu sein, dass ich jedes Jahr Hunderte von Patienten behandele. Normalerweise ist es nur eine einmalige, kurze Begegnung, ein nebelhafter Eindruck, so dass es mir fast unmöglich ist, mich zu erinnern. Meistens bedeutet eine Ohrenentzündung nur ein Ohr, eine Entzündung und ein Rezept für Antibiotika. Doch für Eltern ist es ein unvergessliches Erlebnis, wenn ihr Kind in die Notaufnahme muss.

Ich versuche einen unangenehmen Moment lang, mich zu erinnern, aber es fällt mir nicht ein; ich kann mich nicht ausdrücklich an eine Patientin namens Julia oder ihre Mutter erinnern … Doch dann blitzt es in meinem Kopf – eine unausweichliche Folge von gedanklichen Bildern: *Ruheraum, verschränkte Arme, ihr Flehen, die Tränen, schluchzend sackte sie zu Boden. Julias Mutter.* Die Toten vergisst man nie.

Ich spüre eine sonderbare Woge, die von innen nach außen bricht – ein heftiges Erröten –, und Schuldgefühle.

»Doch, ich erinnere mich an Sie.«

»Waren Sie nicht an dem Tag, als meine Tochter Julia starb, Dienst habender Arzt in der Notaufnahme?«

»Ja.«

»Ich möchte Sie fragen, ob – ob ich Ihnen vielleicht ein paar Fragen stellen darf.«

Ich weiß nicht, was mich erwartet. Ist sie wütend auf mich? Doch ihre Stimme klingt zögernd. Will sie eine Erklärung zu irgendeinem technischen medizinischen Thema, das mit dem Fall zusammenhängt? Eine Kopie des Berichts? Ich kann mich nicht erinnern, jemals in einer solchen Situation gewesen zu sein …

»Natürlich. Fragen Sie ruhig.«

»Ich weiß nicht, ob Sie sich noch an den Tag des Unfalls erinnern, da es schon ein Jahr her ist. Genau ein Jahr.«

»Ich erinnere mich sehr gut.«

Sie räuspert sich. Und erzählt ein paar Einzelheiten von jenem Morgen – von der Polizei, die zu ihr nach Hause kam; dass sie erst nach Julia im Krankenhaus eintraf und allein im Ruheraum am Ende des Ganges auf eine Nachricht warten musste; dass ich die Tür geöffnet hatte und sie sofort gewusst hätte, was ich sagen würde, nachdem sie mich angesehen hatte …

»Obwohl der Unfall schon ein Jahr her ist, fühlt es sich wie ein langer Tag an, der nicht enden will. Ich weiß nie, was ich mit mir anfangen soll. Ich sehe ihren Regenmantel und die gelben Stiefel im Gang. Nachmittags beobachte ich, wie der Schulbus an unserem Haus vorbeifährt, und warte darauf, dass sie um die Ecke gelaufen kommt. Manchmal, wenn ich mitten in der Nacht aufwache, ist das Haus so dunkel und leise – wie ein Grab –, und die Uhr will sich einfach nicht vorwärts bewegen; stundenlang ist nichts anderes da – *immer nur die gleiche Frage in meinem Kopf …*«

Danach kommt eine lange, angespannte Pause. Ich weiß nicht, ob sie mir davon erzählen wollte. Wenn ja, weiß ich nicht, was ich sagen soll …

»Ich weiß, dass ich die Uhr nicht zurückdrehen kann. Aber es ist so wichtig, dass Julia wusste, dass ich da war. Ich kann den Gedanken nicht ertragen, dass sie am Ende allein war, verletzt und geschockt, ohne ihre Mutter … Also, was ich Sie fragen möchte – können Sie mir sagen,

Herr Doktor, können Sie mir sagen – *ob ich rechtzeitig da war, bevor ihre Seele in den Himmel kam?*«

Ich weiß, worauf sie hinauswill. Meine Antwort ist schlicht, beinahe reflexartig: »Es ist keine Frage, dass Sie rechtzeitig da waren. Keine Frage. Sie ging nicht ohne sie – da bin ich sicher.«

Die Antwort scheint nicht aus meinem Innern zu kommen, sondern weit außerhalb der Grenzen meines denkenden Gehirns entstanden zu sein. Es ist nicht nötig, bewusst darüber nachzudenken. Als hätte ich die Worte schon die ganze Zeit bereitgehalten.

Nach einer weiteren Pause fragt sie: »Woher wissen Sie das?«

Und im nächsten Moment habe ich das Gefühl, als würde jeder tragische Fall, den ich jemals behandelt habe, an meinem Bewusstsein vorbeirasen, und ich erkenne plötzlich die Gemeinsamkeit, die sie verbindet …

»Ich habe es schon mehrmals erlebt, jedes Mal wenn ich bei einem Elternteil war, das gerade ein Kind verloren hat. Irgendetwas Mächtiges übernimmt das Ruder, nachdem wir alles getan haben, was wir können, und gescheitert sind. Nennen Sie es, wie Sie wollen; für mich ist es die Macht der einzigen dauerhaften Verbindung, die es in diesem Leben gibt. Die einzige Gewissheit, die wir je haben werden. Und zwischen Mutter und Kind ist sie am größten. Ich habe es schon so oft gespürt, bei jedem tragischen Fall. An jenem Tag in der Notaufnahme spürte ich die Kraft zwischen Ihnen und Julia.«

Diese Worte scheinen von selbst entstanden zu sein. Obwohl ich weiß, dass es mein eigenes Gefühl ist, das sie ausdrücken, und obwohl ich merke, dass die Realität, die sie beschreiben, unumstößlich ist und von der unverfälschten Kraft der Wahrheit unterstützt wird …

Und doch kann ich nicht sagen, ob es genug ist und ihr Halt geben kann, denn sie scheint abzuweichen. Sie spricht von ihrer Tochter, erzählt von der persönlichen Erinnerung an ihr gemeinsames Leben … »Eine Mutter vergisst das Geräusch ihres weinenden Babys nie«, sagt sie. Ich höre zu, lasse sie reden. Nach einer Pause in der Erzählung, die sich wie das Ende anhört, wünsche ich ihr viel Glück.

»Danke, dass Sie sich Zeit für mich genommen haben. Ich muss jetzt aufhören, ich kann nicht weitererzählen. *Bitte vergessen Sie uns nicht …*«

Bitte vergessen Sie uns nicht … Ich höre es nachhallen, als ich auflege. Es hinterlässt einen Abdruck in meinem Kopf …

Mut, ein Leben in die Welt zu setzen. Manchmal eine Epiphanie; manchmal versprüht es inmitten einer großen Dunkelheit kleine Lichtfunken. Liebte ein Kind – lehrte es, sich zu bewegen, zu sprechen. Verlor ein Kind – und als Folge liegen verstummte Totengewänder auf einem schmalen Bett, eine Gerinnung blockiert dein Herz. Verloren in einem Flüstern. Sicher wurden wir nicht für ein derartiges Leid geschaffen … Doch das orangefarbene Licht verschwindet hinter den Bäumen …

Monate später bekam ich folgenden Brief mit der Post:

Sehr geehrter Herr Doktor,

ich danke Ihnen für das Gespräch im vergangenen Herbst. Es hat mir sehr geholfen, dass ich meinen Kummer mit jemandem teilen konnte, der Menschen mit einem ähnlichen Verlust gesehen hat.

Ich brauche Ihnen nicht zu sagen, dass ich eine sehr schwere Zeit durchgemacht habe. Noch lange nach dem Unfall fühlte sich alles in mir wie betäubt an. Wie Sie wissen, war Julia mein einziges Kind. Sie war so schön, ihr Wesen und ihr Verhalten so liebenswert. Und als sie starb, schien mein Leben für immer verdunkelt zu sein.

Doch dann begann ich, wieder Gefühle zu empfinden – intensive Gefühle, die in mir den Wunsch weckten, noch ein Kind zu bekommen. Doch ich konnte nach der Tragödie nicht darüber nachdenken – ich hatte solche Angst, es erneut zu versuchen, wo es doch unter dem Himmel keine Regeln zu geben schien, keinen Schutz für die Unschuldigen. Immer wieder stellte ich mir dieselbe Frage: Warum hat Gott das zugelassen?

Wie soll man weiterleben, wenn man diese Frage nicht zufrieden stellend beantworten kann?

Unser Gespräch hat mir etwas Wichtiges klar gemacht – dass man selbst nach einer solchen Tragödie, der physischen Trennung, niemals den Kontakt zu seinem Kind verliert. Sie sind immer bei einem. Julia ist immer noch nah bei mir, jeden Tag; bevor ich abends einschlafe, ist sie das Letzte, woran ich denke, und an jedem Morgen das

Erste. Manchmal spüre ich, wie sie sich in mir bewegt – wie früher, aber auf eine andere Weise. Es macht mir keine Angst mehr. Ihre Gegenwart und die Liebe, die ich immer für sie empfinden werde, sind immer noch der größte Segen, den ich je in meinem Leben bekommen habe.

Ich möchte es noch einmal fühlen. Wenn Gott will. Ich weiß, die Liebe, die ich für ein anderes Baby empfinden würde, kann die Liebe, die ich für Julia empfinde, nur steigern, meine Erinnerung an sie nur verstärken.

Danke, dass Sie mir dabei geholfen haben, in Worte zu fassen, was ich mit dem Herzen schon verstanden hatte.

Für immer
Julias Mutter

Ich habe nie wieder von Julias Mutter gehört. Ich weiß nicht, wie ihr Leben weitergegangen ist, ob sie nach dem Tod ihrer Tochter noch ein Kind bekommen hat. Noch weniger, ob sie bei dem gewaltigen Lärm der Verzweiflung, der die Melodie ihrer eigenen Sterblichkeit zu übertönen schien, wenigstens einen Augenblick der friedvollen Ruhe gefunden hat.

Und obwohl ich von Zeit zu Zeit über all das nachdenke, habe ich nicht das Bedürfnis, sie anzurufen, um es herauszufinden. Denn bei unserem letzten Gespräch ist etwas Wichtiges zwischen uns geklärt worden; und ich bin sicher, dass ich mein Bestes für sie getan habe. Dass ich all mein Wissen und meine Erfahrung angewendet habe – alles, was ich beim Laufen durch die vielen Gänge, Türen und Ruheräume gelernt habe, war in einem Moment der Gewissheit zusammengekommen, um ihre Frage beantworten zu können. Ich bin sicher, dass ich weit über den Rahmen von Wissenschaft, Zahlen und medizinischen Vorschriften hinaus gehandelt habe.

Ein Leben ist wie ein linearer weißer Lichtstrahl. Wenn ihn ein tragisches Unglück durchkreuzt, wird das Licht zerstreut, Verlauf und Klarheit werden für immer verändert. Ich habe gelernt, dass die Arzttätigkeit zuweilen ein Prisma dazwischenschalten kann – wie im Fall von Julias Mutter –, das dabei hilft, die Strahlung zu ordnen, die Bestandteile des Daseins klarer zu zeigen.

Später an diesem Abend gehe ich allein über die kalten Straßen, mit meiner Kapuze auf dem Kopf. Ich fühle mich älter – aber auf eine angenehme Weise –, weil ich nun darauf zurückblicken kann, was geschehen ist. Und ich weiß, dass etwas sehr Wichtiges abgeschlossen ist, etwas zwischen mir und Julias Mutter. Und es fühlt sich gut an, ein Teil der Arbeit eines bedeutungsvollen Tages in diesem Leben gewesen zu sein. Und nach dem Kampf zu wissen, dass ich mein Bestes getan habe, um die Patienten zu unterstützen.

Medizinisches Glossar

Antanidum	gegen Magensäure wirkendes Mittel
Antidepressiva	Arzneimittel gegen Depressionen
antikonvulsiv	Krampfanfälle lösend
dehydriert	ausgetrocknet (z. B. wegen Durchfall)
endokrin	in das Blut absondernd
Endokrinologie	Lehre von der Funktion endokriner Drüsen und der Hormone
enteral	auf den Darm bzw. die Eingeweide bezogen
Epikard	dem Herzen aufliegendes Hautblatt des Herzbeutels
gastrointestinal	Magen und Darm betreffend
Hyperthyrecse	Überfunktion der Schilddrüse
Infarkt	a) Absterben eines Gewebestücks oder Organteils nach längerer Blutleere infolge Gefäßverschlusses; b) plötzliche Unterbrechung der Blutzufuhr in den Herzkranzgefäßen; Herzinfarkt
Koronararterie	Herzkranzgefäß
Meningitis	Hirnhautentzündung
Mitralklappe	zweizipflige Herzklappe zwischen linkem Vorderhof und linker Herzkammer
Myokard/ Myokardium	Herzmuskel

Onkologie	Teilgebiet der Medizin, das sich mit der Entstehung und Behandlung von Tumoren und tumorbedingten Krankheiten beschäftigt
Pädiatrie	Kinderheilkunde
Radialispuls	Blutdruckwelle, die über der Aorta radialis tastbar ist
Reanimation	Wiederbelebung, das Ingangbringen erloschener Lebensfunktionen durch künstliche Beatmung und Herzmassage
Trachealkanüle	Luftröhrenschlauch
Trikuspidalklappe	dreizipflige Herzklappe zwischen rechtem Vorhof und rechter Herzkammer
Ventrikel	Herzkammer; Hirnkammer
vertebral	zu einem Wirbel gehörend, aus Wirbeln bestehend